ECG COMO HERRAMIENTA DX

Manual Básico de Actividades

ECG COMO HERRAMIENTA DX
Manual básico de actividades

Primera edición, 2023

Dr. Jorge Armando Castañeda López

Dr. Raúl Cuauhtémoc Baptista Rosas

Edición: Editorial Shanti Nilaya®

ISBN | 978-1-7377306-4-4

eBook ISBN | 979-8-9877975-4-9

editorial.shantinilaya.life/

Dr. Jorge Armando Castañeda López

Dr. Raúl Cuauhtémoc Baptista Rosas

ECG COMO HERRAMIENTA DX

Manual Básico de Actividades

Prólogo

Imagínate estar con una persona que refiere sentirse abatida, con un dolor insoportable, y que tú como profesional de la salud (extrahospitalario o intrahospitalario) tengas la capacidad de reconocer clínicamente y de tener más posibilidades de confirmar tu sospecha diagnóstica con un electrocardiograma, esos que se solicitan de manera "rutinaria", que se les indica a los médicos internos tomar y que los paramédicos en algunas ocasiones alcanzan a hacer en la ambulancia; sí, ese mismo estudio al que Enfermería puede tener acceso o incluso ayuda a realizar, y que gracias a eso así se le pueda brindar un tratamiento y seguimiento más adecuado al paciente.

¿Te imaginas que todo lo anterior pueda optimizarse y que gracias a ti se pueda salvar la vida de alguien y brindar un mejor pronóstico?

Ahora, imagínate que ese paciente sea el familiar de un amigo tuyo, un compañero, más importante aún: tu abuelo o abuela. Si lo ves de ese modo, claro que cambia tu perspectiva. ¿No es así?

Pues bien, te cuento qué tiene qué ver lo anterior con esta obra: empecé este proyecto con una idea poco clara, y es que cuando uno vive en un estilo de vida muy cuadrado y rutinario, difícil es poder salir de la zona de confort, ese sentimiento que te hace creer que estás bien, aunque no crezcas; ese en el que no necesitas avanzar; el que te hace preguntarte: "¿para qué?". Seguramente así te has sentido: con ese mismo sentimiento. Pero te cuento que, afortunadamente, logré vencerlo con ayuda de otras personas que me invitaron a mejorar, a que me atreviera a hacer algo diferente y, por ende, a convertirme en alguien mejor.

Mi objetivo, no obstante lo anterior, siempre fue claro; la forma y el método se volvieron los grandes obstáculos. La idea es brindar una herramienta de soporte para poder complementar el abordaje diagnóstico de un paciente, y más aún: para tener la capacidad de utilizarla de manera adecuada. Surgió esto en mí porque es algo que me hubiera gustado tener desde que era estudiante de la Facultad de Medicina.

Dentro del libro encontrarás apartados denominados "preguntas de reflexión", las cuales te invito a que descubras investigando la respuesta previo al curso, pero también te ayudaré a responderlas durante la capacitación. También encontrarás un glosario al final del libro para esclarecer las siglas y/o acrónimos que utilizo en el libro.

Todas las figuras que no están citadas durante el texto se podrán encontrar en la lista de referencias al final del libro (incluyendo aquellas con licencia de "Creative Commons"), a partir de la página 95 de esta obra.

Lo que distingue a este proyecto es que en él he utilizado un método poco ortodoxo para apoyarte a ti, profesional de la salud, paramédico, enfermero, estudiante, médico o próximo especialista. Disfrútalo, repásalo y, sobre todo, llévalo a la práctica, que estos temas solo se dominan si se practican constantemente.

Agradecimientos

Me gustaría tomarme unas palabras para poder agradecer a las personas que me han ayudado a lograr este proyecto. Sin duda alguna, para empezar, a mi familia: mi madre, Claudia López, sin quien prácticamente ya hubiera desistido en más de una ocasión; a ella le debo mi más grande admiración. Mi padre, Catarino Castañeda, que me apoyó durante el transcurso de mi infancia y hasta mi carrera profesional; a él le debo en gran parte la visión de lo que quiero llegar a ser en mi vida. A mis hermanos Enrique y Alejandro Castañeda, que de uno u otro modo estuvieron ahí recordándome e insistiéndome que la meta estaba cerca, que solo era cuestión de persistir y resistir, pues, al final, todo valdría la pena. Al Dr. Raúl Baptista, que me ha guiado académica y profesionalmente para poder aterrizar la información que aquí se comparte. También, a las diseñadoras Frida Hernández y Diana Durán, que me apoyaron y creyeron en mí desde un principio, desde los más simples bocetos, incluso desde lo que creaba mi imaginación hasta la estructura y diseño del manual. Sin duda alguna, este proyecto no se hubiera logrado de esta forma si no fuera porque cada uno de ellos me dio lo más importante, ¡su apoyo! Por eso, GRACIAS.

Índice

01. Bases histológicas, anatómicas y electrofisiológicas

Enfocándonos en el objetivo del curso podríamos resumir lo relevante de este apartado. En el corazón existen dos tipos de células cardíacas:

Células cardíacas (miocitos cardíacos), cuya función es la contracción y función endócrina.

Células especializadas, que constituyen el Sistema Especializado de Conducción (SEC), responsables del trabajo propio y conducción eléctrica auténtica del corazón. Sin ellas no se podría llevar a cabo el funcionamiento independiente del corazón.
En este contexto, el SEC lo conforman estructuras y vías de conducción y lo podemos definir como:

Estructura del SEC: grupo de células especializadas que en conjunto emiten impulsos eléctricos que conforman la frecuencia cardíaca del paciente. En orden jerárquico, estas células normalmente se componen de la siguiente manera:

1. Nodo Sinusal: conjunto de células ubicadas en la parte superolateral derecha de la aurícula derecha (emiten impulsos con una frecuencia entre 60-100 veces/min).

2. Nodo Auriculoventricular (AV): lo conforman células ubicadas en la parte inferolateral izquierda de la aurícula derecha (emiten impulsos con una frecuencia entre 40-60 veces/min).

3. Fibras de Purkinje: ramificaciones ubicadas en todo el ventrículo, tanto derecho como izquierdo (emiten impulsos con una frecuencia entre 30-40 veces/min).

Vías de conducción: fibras que transmiten impulsos eléctricos emitidos por las estructuras de conducción. A continuación se enlistan en orden decreciente:

1. Fibras Internodales
2. Tronco común del haz de His

- Rama derecha (RDHH)
- Rama izquierda (RIHH)
    - La RIHH a su vez se ramifica en fascículos (superoanterior, inferoposterior e intermedio)

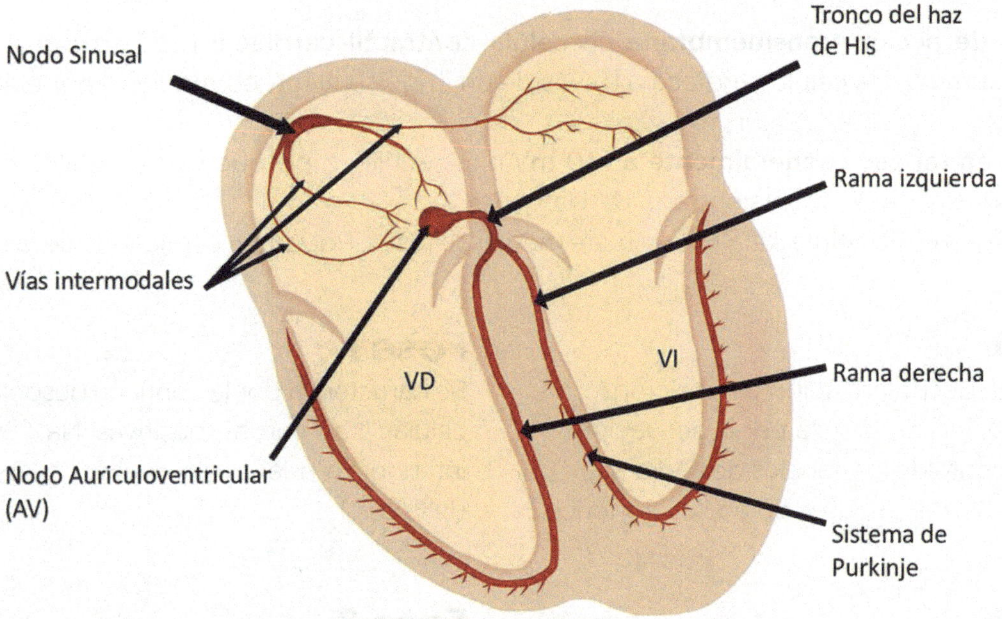

Figura 1. Imagen representativa del SEC, podemos observar las diferentes estructuras y vías de conducción que conforman este sistema de acuerdo con el impulso eléctrico y fisiológico que va en orden decreciente. (Adaptada de *ECG & pharmacology*, 2011).

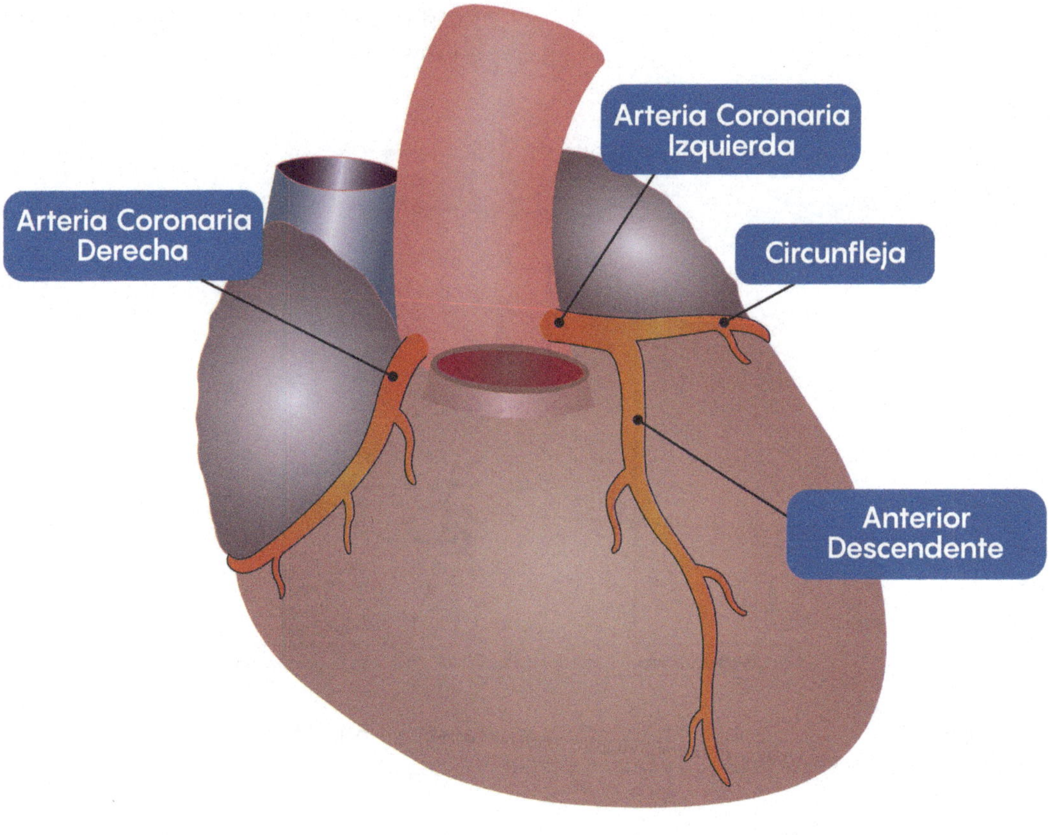

Figura 2. Se pueden observar las principales arterias que irrigan al corazón. (Adapatada de Dubin, 2011).

Irrigación del corazón: Esta información se comparte en el capítulo 9, ya que se correlaciona directamente con la zona y arteria afectadas dentro de estas patologías.

Potencial de acción transmembrana en célula contráctil cardíaca: proceso por el cual se excita o estimula a la célula cardíaca a través de un impulso eléctrico mediado por electrolitos.

Potencial en reposo (generalmente a -90 mV): es rectilíneo porque existe equilibrio entre la corriente de salida de K^{+} y la entrada de Na^{+} y Ca^{+2}.
Cuando se activa la célula del SEC, se hace mediante fases. Podemos explicarlas de la siguiente manera:

Fase 0

Inicio de la despolarización (activación/excitación). Se caracteriza por la activación principalmente de los canales de sodio (Na^{+2}), los cuales permiten que el sodio se interiorice a la célula.

Fase 1

Se caracteriza por la continua despolarización celular. Las cargas positivas Na^{+2} y Ca^{+2} se interiorizan a la célula, y el K^{+2} se exterioriza de la célula.

Fase 2

La célula se mantiene excitada (fase de meseta). Esto es gracias a los canales lentos de sodio y calcio, que permiten extender el tiempo de activación de la célula.

Fase 3

El K^{+2} comienza a interiorizarse a la célula de manera más rápida.
Al mismo tiempo, el calcio y el sodio salen para restablecer los niveles normales extra e intracelular.

Fase 4

Se logra restablecer el potencial en reposo (célula repolarizada).

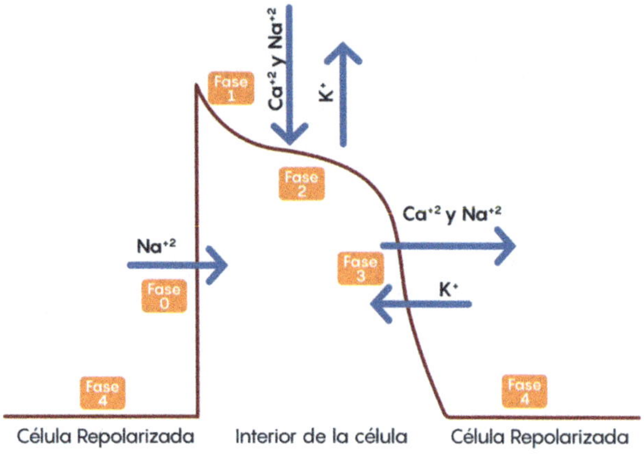

Figura 3. Se puede observar lo más característico de las fases del potencial de acción de la célula cardíaca. (Durán García 2022).

Otro de los puntos importantes que debemos recordar es el mecanismo de transmisión eléctrica de una a otra zona cardíaca. Esto se tiene sus bases en la "Teoría del Dípolo".

TEORÍA DEL DÍPOLO

Para fines prácticos, hablando de ECG, podemos considerar que un vector (representado por una flecha) es aquel estímulo eléctrico que tiene dirección y magnitud, es decir, es aquel que se encargará de excitar/inhibir (dependiendo el estímulo) a las zonas cardíacas por las cuales transite y su magnitud dependerá de la potencia (cargas eléctricas).

El estímulo (vector) se puede propagar en la superficie celular de las diferentes zonas del corazón con parejas de cargas eléctricas (-/+ o +/-) durante los procesos de despolarización (activación) y repolarización (célula en reposo), respectivamente.

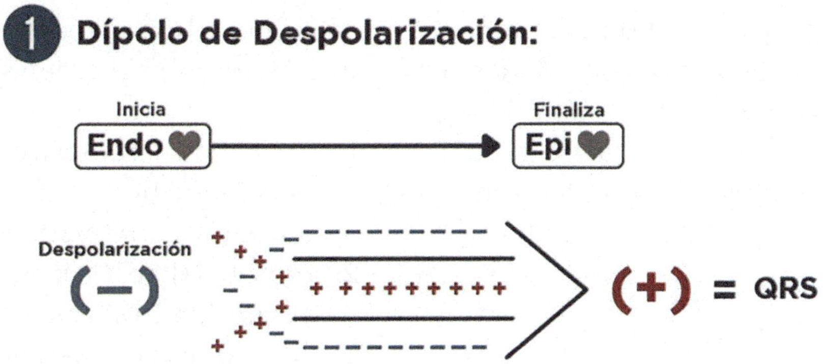

Figura 4. Se explica un ejemplo del "vector de despolarización", donde una flecha que inicia en endocardio y finaliza en epicardio consume cargas negativas y deja a su paso cargas positivas, logrando la "despolarización celular". (Hernández Sánchez 2020).

1.- El estímulo excitatorio (despolarización) inicia en el endocardio y se dirige hacia el epicardio (de adentro hacia afuera) estableciendo así cargas positivas a su paso y "activando" (contrayendo) a las células miocárdicas.

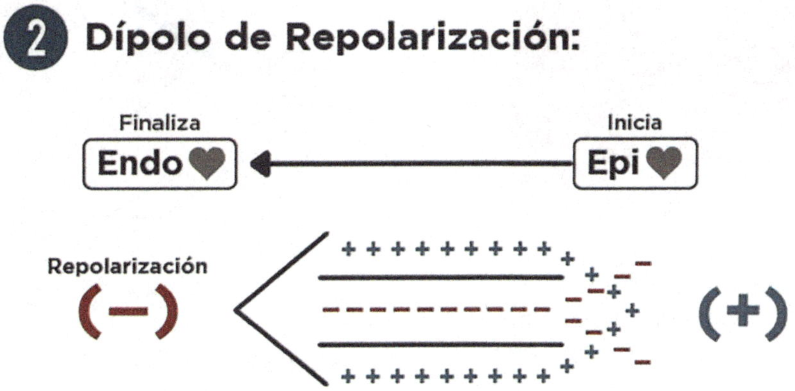

Figura 5. Se explica un ejemplo del "vector de repolarización" donde una flecha que inicia en epicardio y finaliza en endocardio regresa a su origen consumiendo cargas positivas y dejando a su paso cargas negativas, logrando la "repolarización celular". (Hernández Sánchez 2020).

2.- El estímulo inhibitorio (repolarización) comienza en el epicardio y se dirige hacia el endocardio (de afuera hacia adentro) estableciendo así cargas negativas a su paso y "desactivando" (relajando) a las células miocárdicas.

VECTORES ELÉCTRICOS CARDÍACOS

VECTORES AURICULARES

"El inicio del estímulo eléctrico a nivel auricular inicia en el nodo sinusal (primera estructura del SEC) posteriormente desciende atravesando ambas aurículas por medio de tres principales fibras (anterior, medio y posterior) (figura 6) hasta llegar al nodo AV, logrando así la excitación de las aurículas y posteriormente viaja el estímulo hacia los ventrículos por medio del tronco del haz de His.

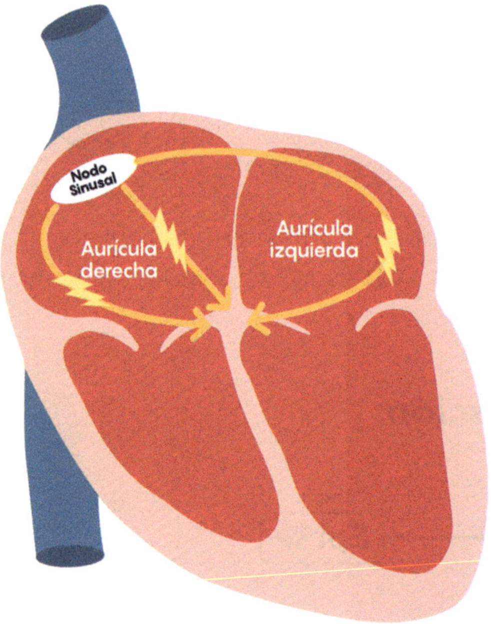

Figura 6. Imagen original ilustrativa de la conducción por medio de las fibras Internodales auriculares. (Durán García 2022).

VECTORES VENTRICULARES

En los ventrículos hay más vectores y algunos incluso se alcanzan a percibir de mejor manera dependiendo de la derivación (Dv) (cara del corazón) que se esté analizando. Normalmente se componen de tres vectores en el orden siguiente:

1. Zona medial septal izquierda del tabique interventricular (hacia la derecha, adelante y arriba/abajo).
2. Principal (hacia la izquierda, atrás y hacia abajo) (de 0.025 s-0.06 s).
3. Basal (hacia la derecha, a veces adelante, y hacia arriba).

Estos vectores son muy importantes ya que determinan principalmente la morfología del complejo "QRS" en cada cara del corazón.

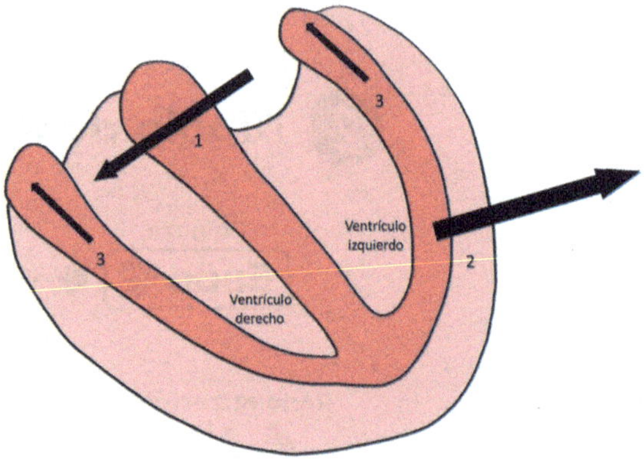

Figura 7. Se observan los 3 vectores (el de la zona medial septal, el principal y el basal) estimulando a los ventrículos. (Nuño Mendoza 2020).

Para poder analizar los vectores desde los diferentes ángulos del corazón, se utilizan diferentes derivaciones, (aunque existen más grupos) la mayoría de las veces se analizan principalmente tres grupos: dipolares, monopolares (estos conforman en su análisis, el plano vertical) y precordiales (conforman el plano horizontal).

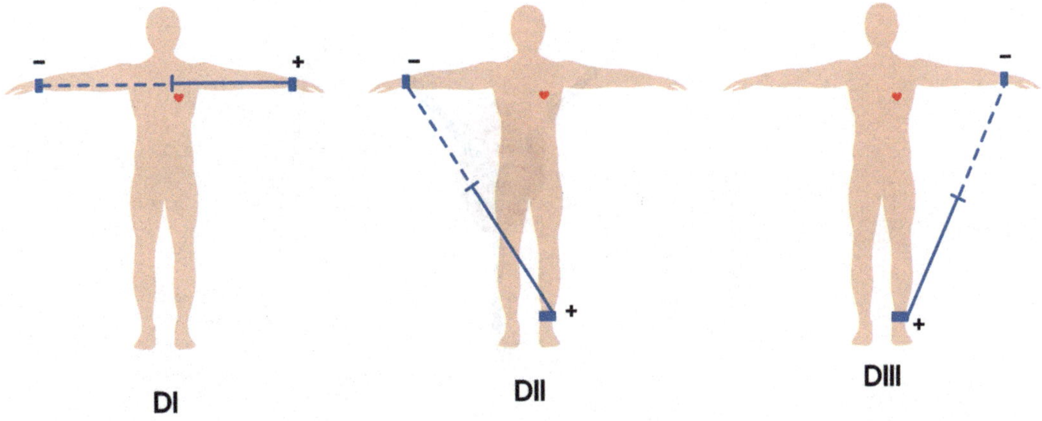

Figura 8. Interpretación de las derivaciones Dipolares y su rango de análisis que tienen sobre el cuerpo humano. (Durán García 2022).

Derivaciones Dipolares. En la primera (izquierda) se analiza la derivación "DI" diferencia de potencial entre el brazo izquierdo [que es positivo (+)] y el brazo derecho [que es negativo (-)]. La figura de en medio analiza la derivación "DII", que diferencia el potencial entre el brazo derecho (-) y la pierna izquierda (+). La tercera imagen analiza la derivación "DIII" y su diferencia de potencial entre el brazo izquierdo (-) y la pierna izquierda (+).

Einthoven popularizó la idea de que el cuerpo humano es un conductor de gran volumen, con una fuente de actividad eléctrica en su centro, que es el corazón. Esta idea ayuda a entender que la actividad eléctrica del corazón se origina en un punto (centro eléctrico del corazón).

Derivaciones Monopolares. Los electrodos se colocan en brazo izquierdo (LA), brazo derecho (RA) y pierna izquierda (LL) prefiriendo muñecas y tobillos, donde tienen sus polos positivos (prefiriendo la zona de metal en la parte interna de las mismas zonas). Además, el electrodo para la pierna derecha (RL) también es llamado (neutro) y sirve como "toma de tierra".
NOTA: Si existe amputación, en el muñón se han de colocar los electrodos.

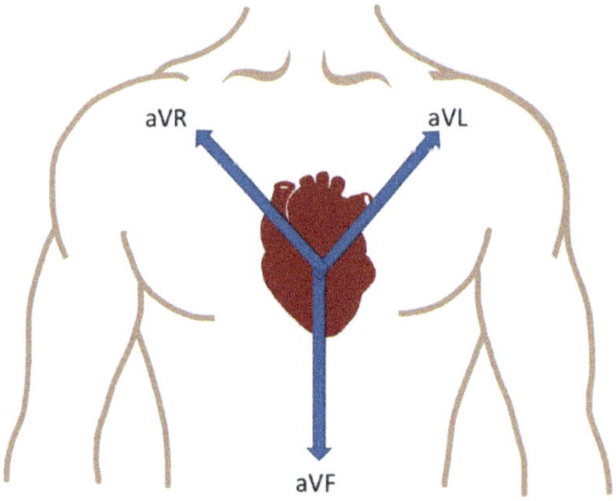

Figura 9. En esta imagen se explican los vectores que funcionan como "monopolares", donde se entiende que la actividad eléctrica, interpretada en el ECG en su determinada Dv, será positiva mientras el estímulo viaje a la punta de la flecha (se aproxime a cada derivación) de la Dv "aVR", aVL o aVF y la actividad eléctrica en el ECG será negativa siempre y cuando se aleje de la derivación determinada. (Nuño Mendoza 2020).

Basándose en esta idea, Einthoven unió los ejes de las derivaciones dipolares para formar los tres lados de un triángulo equilátero en el cuerpo al colocar electrodos en brazo derecho, brazo y pierna izquierdos, considerando el centro el corazón (triángulo de Einthoven). Este triángulo representa el plano frontal que pasa por el corazón.

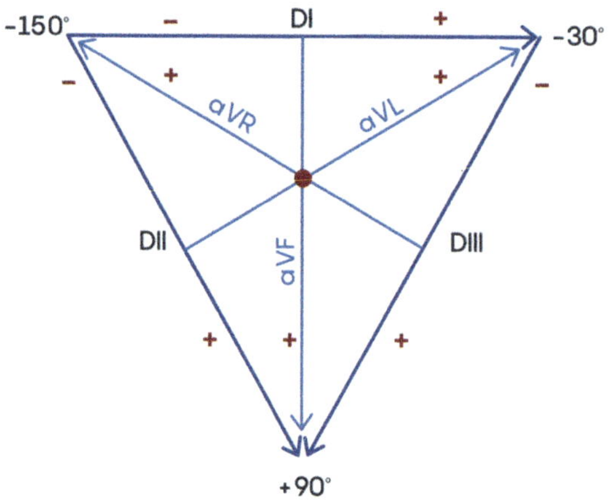

Figura 10. En esta imagen se encuentra un triángulo formado por los diferentes vectores "Dipolares" y "Monopolares" que conforman el "triángulo de Einthoven" teniendo como centro al corazón explicando (como ejemplo) que el vector se verá reflejado en la actividad eléctrica del ECG como positivo en las Dvs DII, DIII y AVF si viaja hacia la parte inferior del triángulo. Los grados que aparecen en la imagen son importantes con respecto al "sistema Hexaxial de Bailey" y se explicarán más tarde. (Durán García 2022).

<u>Derivaciones Precordiales</u> del plano horizontal (PH), estas Dv también son bipolares (aunque se separan ya que se analiza el PH).

Colocación adecuada de los electrodos de las derivaciones precordiales.

V1 = 4° espacio intercostal derecho (EID), justo a la derecha del esternón
V2 = 4° espacio intercostal izquierdo (EII), justo a la izquierda del esternón
V3 = entre V2 y V4.
V4 = línea media clavicular en el 5° EII
V5 = línea axilar anterior (a nivel de V4)
V6 = línea axilar media (a nivel de V4)

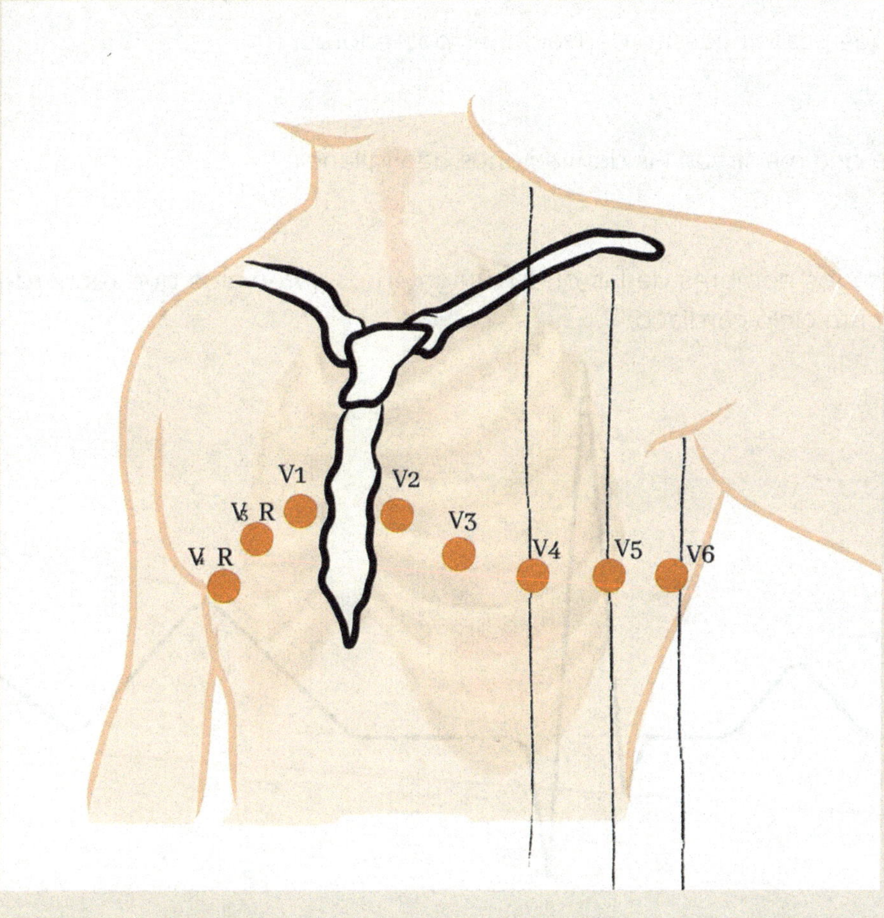

Figura 11. Imagen ilustrativa que ayuda a localizar de manera visual la colocación adecuada de los electrodos de las Dvs precordiales, agregándose "V3R y V4R" que son derivaciones especiales (Dvs derechas) para visualizar de mejor manera la parte derecha del corazón, estas Dvs se colocan de la misma manera que V3 y V4 con la diferencia de que serán en el hemitórax derecho. (Nuño Mendoza 2020).

PREGUNTAS PARA REFLEXIONAR:

Las derivaciones derechas, ¿dónde se colocan?

¿En qué casos necesito derivaciones derechas?

Las derivaciones posteriores, ¿dónde se colocan?

¿En qué casos necesito derivaciones posteriores?

¿Para qué me sirven las derivaciones de vigilancia?

Coloca los nombres de las ondas, segmentos, intervalos que recuerdes en el siguiente ciclo cardíaco:

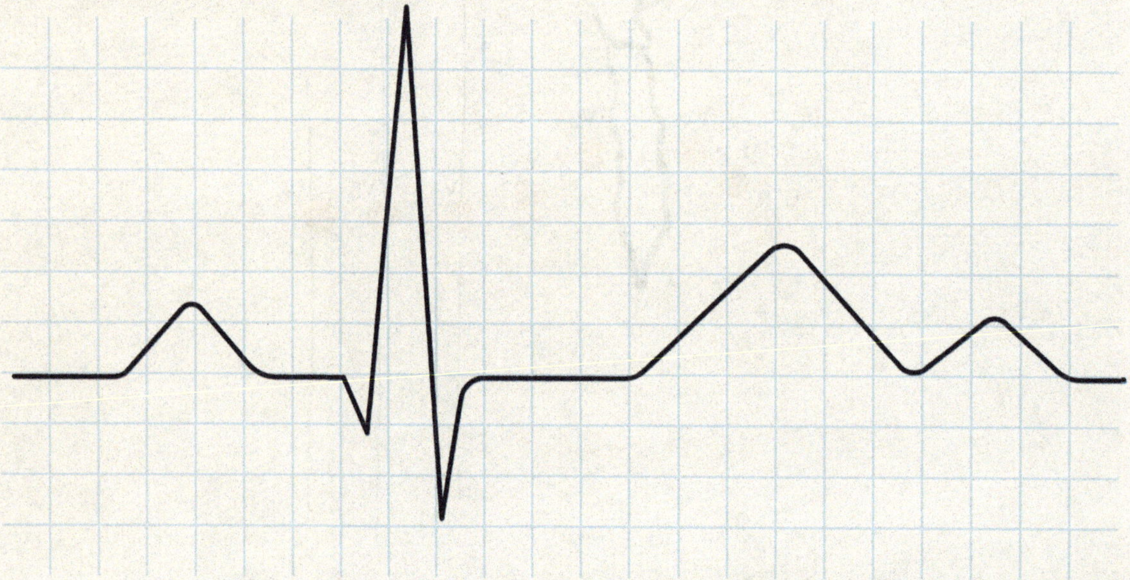

Figura 12. Imagen de un electrocardiograma interpretando a un ciclo cardíaco. (Durán García 2022).

SISTEMA DE REFERENCIA HEXAGONAL
(Sistema Hexaxial de Bailey)

Si plasmamos las 6 derivaciones (DI, DII, DIII, AVR, AVL y AVF) en un mismo plano de análisis, podemos establecer un "hexágono", donde la mitad superior comprende cargas negativas y la mitad inferior, cargas positivas, independientemente de la dirección de los vectores de cada derivación. A esto se le conoce como sistema de referencia hexagonal o "Sistema Hexaxial de Bailey". Nos es de utilidad porque con este sistema podemos obtener el eje eléctrico ventricular (que se analiza en el capítulo 4).

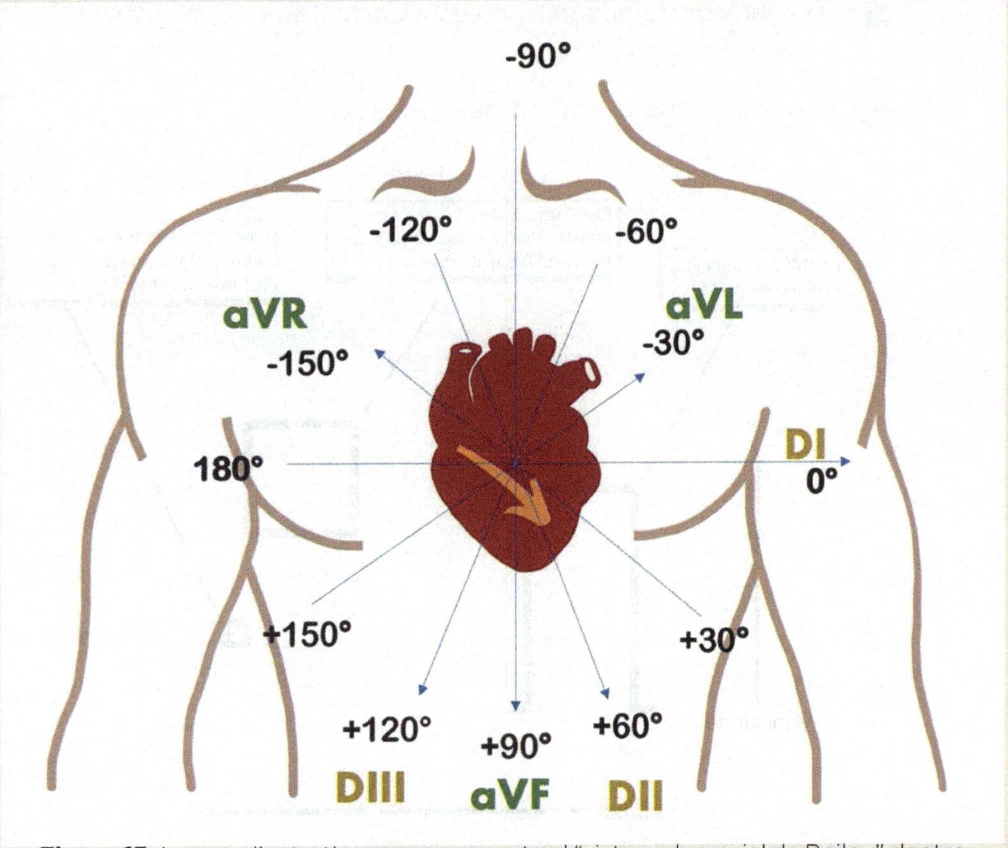

Figura 13. Imagen ilustrativa que representa el "sistema hexaxial de Bailey" dentro del cuerpo humano tomando como centro al corazón. (Nuño Mendoza 2020).

02. Técnica de Registro de un ECG

Pasos para registrar un adecuado Electrocardiograma (ECG):

1. Encender y colocar derivaciones adecuadamente.
2. Comprobar la calibración estándar del dispositivo (10mm/mV, 25mm/s).
3. Imprimir el trazo.
4. Asegurarse de que el trazo está correctamente registrado.
5. Imprimir como mínimo 3 derivaciones.

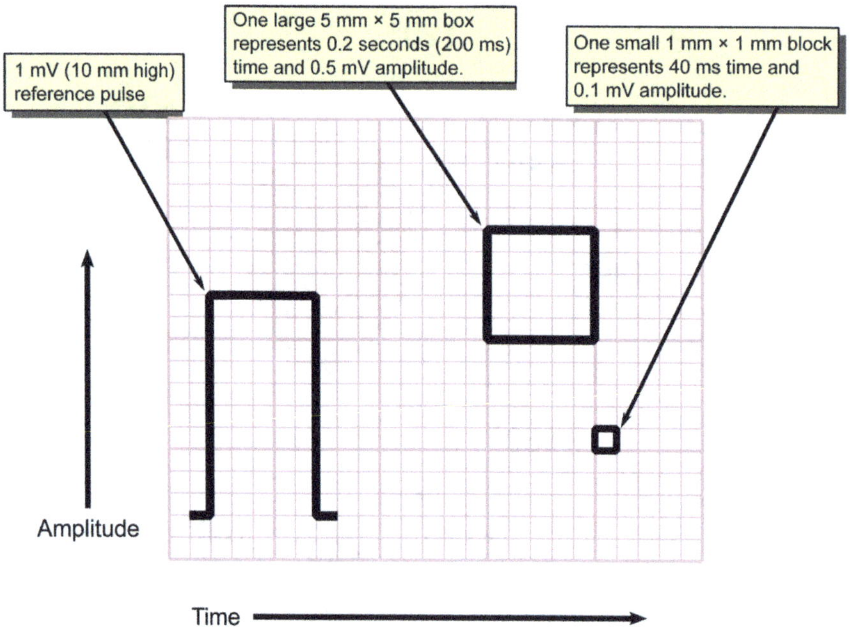

Figura 14. Imagen que explica la manera de empezar a interpretar un ECG, donde se medirá tiempo en el plano horizontal y voltaje en el plano vertical entendiéndose que un "cuadro chico" de forma horizontal medirá 1 mm = 0.04 s (40 ms) y en el plano vertical medirá 1mm= 0.1 mV. El trazo vertical rectangular que se observa en la imagen representa la comprobación adecuada de calibración del aparato. (Creative Commons, 2022; consultar la referencia completa en el apartado correspondiente a partir de la página 95).

Caso clínico 1

Mujer de 64 años que acude a urgencias con crisis hipertensiva de 190/110 mmHg. Resto de los signos vitales, sin alteraciones aparentes. Con sensación de epigastralgia. Se decide tomar un electrocardiograma.

¿Qué diagnóstico electrocardiográfico podemos establecer?

A) Ritmo idioventricular acelerado
B) Ritmo sinusal
C) Ritmo idiopático
D) Bradicardia extrema inestable

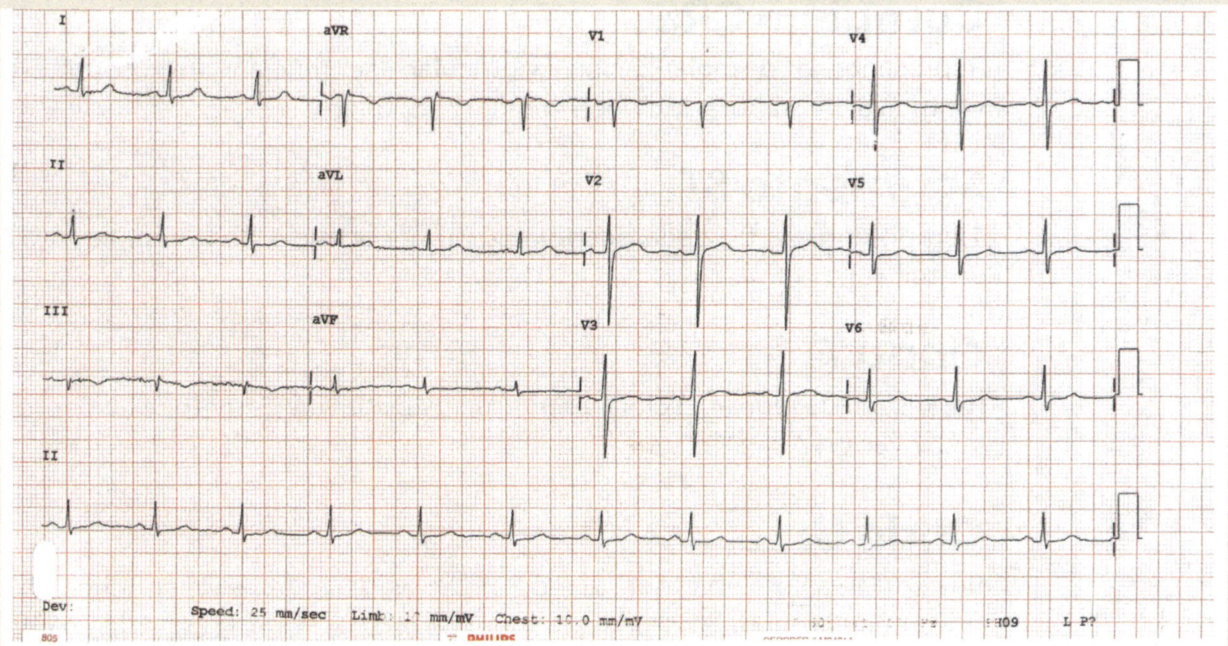

Figura 15. Electrocardiograma original utilizado para caso clínico 1.
(Castañeda López Jorge 2020).

03. Patrones electrocardiográficos

CONCEPTOS:

Onda P:

Representa la despolarización auricular (se refleja como la contracción auricular). Valores normales:

-Altura (Voltaje): 2.5 mm (0.25 mV)

-Ancho (Duración): < a 3 mm (<a 0.12 s)

Intervalo P-R:

Tiempo entre el inicio de la despolarización auricular y hasta antes de la despolarización ventricular (debe durar entre 0.12 a 0.20 s).

Complejo QRS

Representa la despolarización ventricular (se refleja como contracción ventricular) y su duración debe ser <0.12 segundos.

Segmento ST:

Tiempo entre el fin de la despolarización y el inicio de la repolarización ventricular.

Onda T:

Representa la repolarización ventricular. Es positiva y asimétrica (excepto en la derivación AVR).

Onda U:

Se considera como parte de la repolarización del sistema de conducción intraventricular (fibras de Purkinje). Algunos otros autores la consideran como la repolarización de los músculos papilares ventriculares y se encuentra después de la onda T.

Onda J:

Se considera la muesca después del punto J. Puede representar condiciones electrofisiopatológicas. (No aparece en un trazo normalmente).

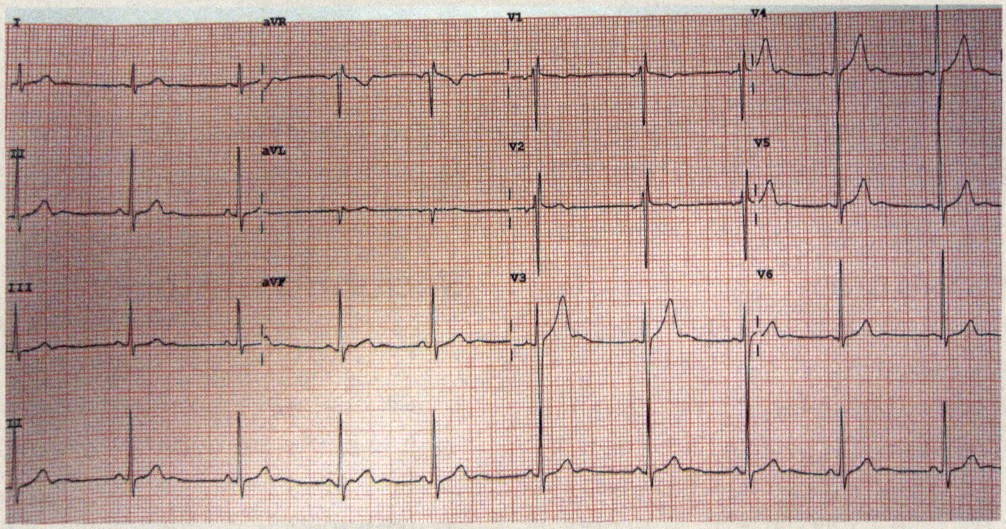

Figura 16. Ejemplo de patrón de repolarización precoz. (Creative Commons, 2022; consultar la referencia completa en el apartado correspondiente a partir de la página 95).

ECG de un varón de 15 años, donde podemos identificar un punto "J" (la unión entre el final del complejo QRS y el inicio del segmento ST) que se encuentra por arriba de la línea isoeléctrica del trazo, principalmente en Dvs V_2, V_3 y V_4, que se traduce como un acortamiento en el tiempo después de la despolarización ventricular, a este fenómeno se le conoce como "patrón de repolarización precoz". Algunas referencias mencionan que este fenómeno puede desarrollar un carácter maligno y desencadenar arritmias letales y/o muerte súbita, principalmente si se observa en la pared "lateral" o "inferior" del corazón. (*Villamil-Munévar et al., 2016*). (Para identificar paredes del corazón véase capítulo 9).

FRECUENCIA CARDÍACA

Es la cantidad de latidos cardíacos que presenta el paciente por minuto (lpm). La frecuencia adecuada es entre 60 y 100 lpm. Una frecuencia <60 lpm se le denomina "Bradicardia", y si la frecuencia es >100 lpm, se considerará "Taquicardia".

Estimación de la Frecuencia Cardíaca

Se ha sabido que hay diferentes métodos para estimar la frecuencia cardíaca en el trazo electrocardiográfico. Aquí explicaremos algunos brevemente:

Primer método

(Útil únicamente para ritmos con patrón REGULAR)

1. Se selecciona una onda "R" que sea la más próxima a una línea gruesa (línea divisora entre cuadro grande y cuadro grande).
2. Después, se calcula la frecuencia contando las líneas gruesas.
3. Se sigue la escala 300, 150, 100, 75, 60, 50, 40, 30.

Segundo método

(Útil únicamente para ritmos con patrón REGULAR)

1. Se cuentan los cuadros pequeños que hay entre una onda "R" y otra onda "R".
2. Se hace la siguiente operación matemática. Frecuencia Cardíaca = 1,500 /# total de cuadros pequeños.

Tercer método

(Útil únicamente para ritmos con patrón REGULAR)

1. Se cuentan los cuadros grandes que hay entre una onda "R" y otra onda "R".
2. Se hace la siguiente operación matemática. Frecuencia Cardíaca = 300 / # total de cuadros grandes.

Cuarto método

(Útil para ritmos con patrón REGULAR e IRREGULAR)

1. Se usa una derivación (de preferencia la derivación DII) lo suficientemente larga para obtener 6 segundos de trazo electrocardiográfico.
2. Dentro de esos 6 segundos, se cuenta el # total de ondas "R" que existen.
3. Se multiplica el # total de ondas "R" por 10, para obtener la frecuencia cardíaca por minuto.

04. Eje eléctrico y rotación cardíaca

El eje eléctrico (eje e-) es el vector promedio (suma de todos los vectores auriculares o ventriculares) con el fin de tener una dirección y magnitud promedio del estímulo eléctrico auricular o ventricular respectivamente. Nos sirve para determinar hacia dónde se está yendo la mayoría de la electricidad en el corazón y dónde se está concentrando, por tanto, se puede obtener un "eje e- auricular" y un "eje e- ventricular". Para fines de la práctica clínica es considerado relevante el eje eléctrico ventricular y se considera normal un eje e- ventricular entre -30° y +110° (Vélez Rodríguez, 2017).

Recuerda:

- En la Hipertrofia y/o bloqueo ventricular el eje eléctrico se aproxima.
- En el infarto/necrosis el eje eléctrico lo repele (se dirige en contra posición a la patología).

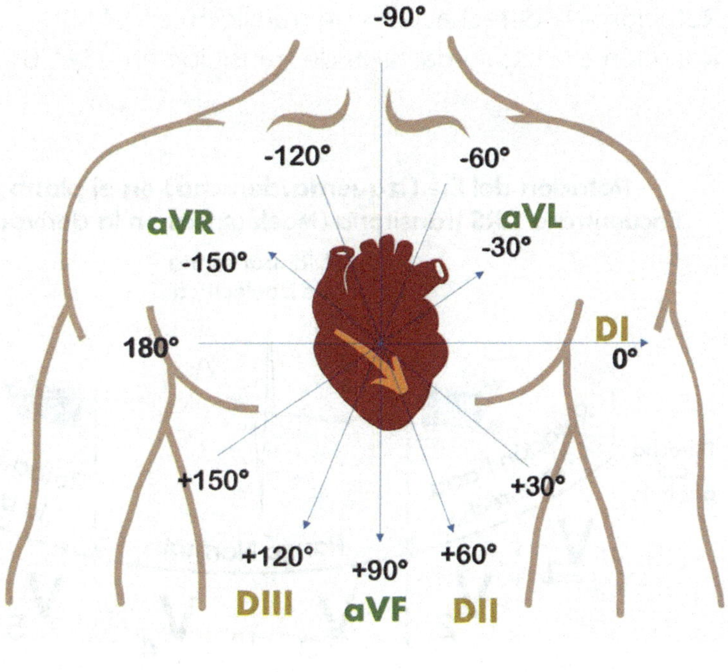

Figura 17. Imagen ilustrativa que representa el "sistema hexaxial de Bailey" dentro del cuerpo humano tomando como centro al corazón. Este sistema sirve como "guía", pues es el conjunto de las interpretaciones de las Dvs unipolares y dipolares que nos ayudarán a identificar hacia donde está posicionado el eje e- auricular (si tomamos como referencia la onda "P") o ventricular (si tomamos como referencia el complejo QRS). (Nuño Mendoza 2020).

Pasos para sacar el eje eléctrico

1. Determinar P o QRS más isoeléctrico en las 6 Derivaciones (Dvs) Frontales. (Dvs: DI, DII, DIII, AVR, AVL y AVF).
2. Ir a la perpendicular correspondiente.
3. Determinar si el QRS o P es (+) o (-) en la perpendicular.
4. Determinar el grado de inclinación de acuerdo con el sistema de referencia hexagonal.

Si encontramos 2 "QRS" o "P" planas, ir a la perpendicular y sacar un promedio de las 2 para determinar el grado de inclinación.

Rotación Cardíaca

La rotación cardiaca nos sirve para tener una idea de la posición del corazón en un plano horizontal, es decir, saber si el corazón está orientado hacia la "derecha" o hacia la "izquierda", y para eso necesitamos las Dvs precordiales V1 a V6 (Dvs que analizan el plano horizontal).

La transición del voltaje inicia en ventrículo derecho (V1-V2) y termina en ventrículo izquierdo (V5-V6).

Rotación sobre el eje longitudinal (plano horizontal)

- Rotación a la derecha: QRS de transición en V1-V2.
- Rotación a la izquierda: QRS de transición en V5- V6.

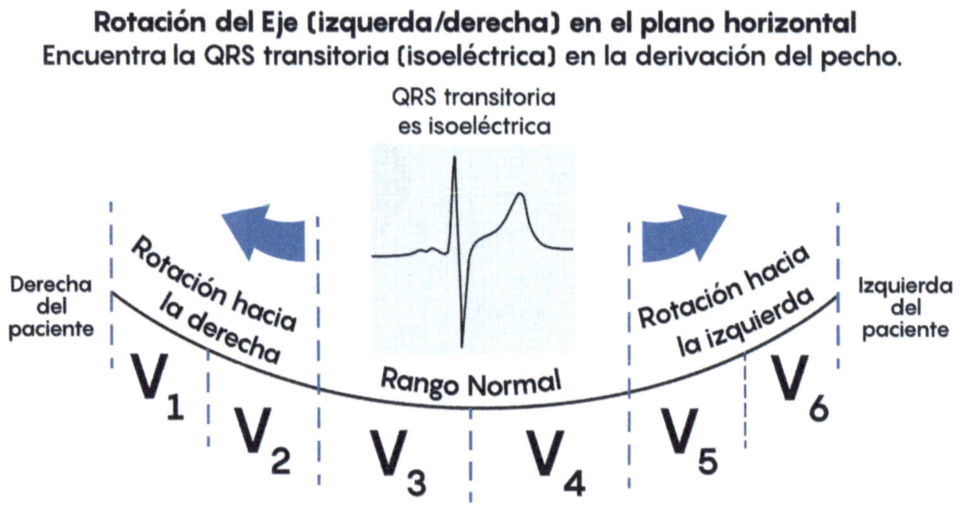

Figura 18. Imagen representativa de la rotación del eje ventricular (Adaptada de Dubin, 2011).

05. Crecimientos Auriculares

El crecimiento auricular izquierdo se conoce como la "P-bimodal" pues dura >0.10 s (algunas referencias mencionan que debe medir >0.12 s)

El crecimiento auricular derecho se conoce por la "P-picuda" cuando la altura de la onda mide >2.5 mm

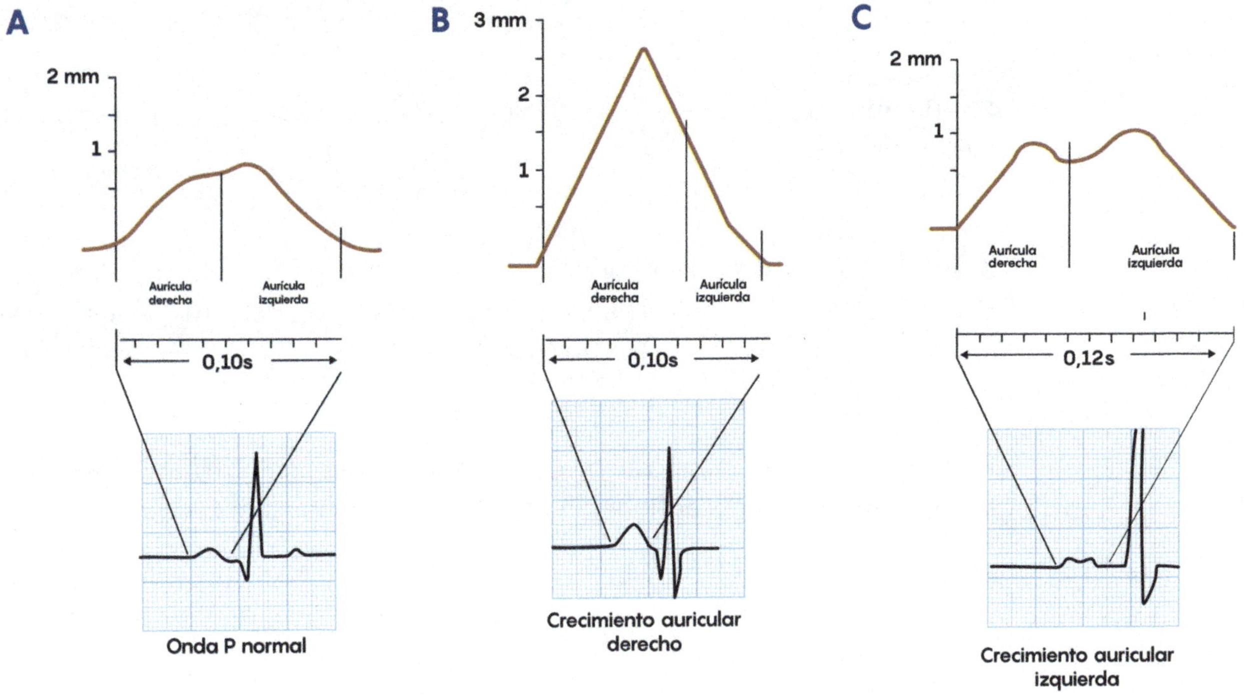

Figura 19. Imagen representativa (de izquierda a derecha) 1.- onda P y medidas normales, 2.- onda P-picuda representando el crecimiento auricular derecho y 3.- onda P- bimodal representando el crecimiento auricular izquierdo. (Adaptada de Bayés de Luna, 2014).

06. Crecimientos Ventriculares

Recordemos los 3 vectores de despolarización ventricular que determinan la morfología del QRS:

1. Septal. Zona medioseptal izquierda del tabique interventricular (hacia la derecha, adelante y arriba/abajo). Prácticamente opuesto al Vector 2. (Dura aproximadamente 0.025 s).

2. Principal. Se dirige hacia la izquierda, atrás y hacia abajo. Duración: de 0.025 s a 0.06 s.

3. Basal. Despolariza las regiones basales de ambos ventrículos. Duración: de 0.01 s a 0.06 s. Se dirige hacia la derecha, a veces adelante, y hacia arriba.

Recuerde que el diagnóstico de elección para determinar hipertrofias ventriculares es la ecocardiografía (véase figura 7, página 14.)

HIPERTROFIA VENTRICULAR DERECHA (HVD)

Se puede observar frecuentemente asociado a cardiopatías congénitas, también a bloqueo de rama derecha (BRD), valvulopatías derechas, tromboembolia pulmonar (TEP), o Cor Pulmonale, entre otras patologías.

Criterios Diagnósticos (DX) de HVD:

- Derivación V1= onda "R" > qué onda "S" (y/o "S" en V1 <2mm y/o R ≥ a 7 mm).
  - Onda "R" se vuelve más pequeña desde V1-V6, progresivamente.
- Índice de Cabrera (en Derivación V1): R÷ (R + S) = HVD si es ≥0.5 mm.
- Índice de Lewis ("R" DI + "S" DIII) - (R DIII + S DI) si es < a -14 = HVD.

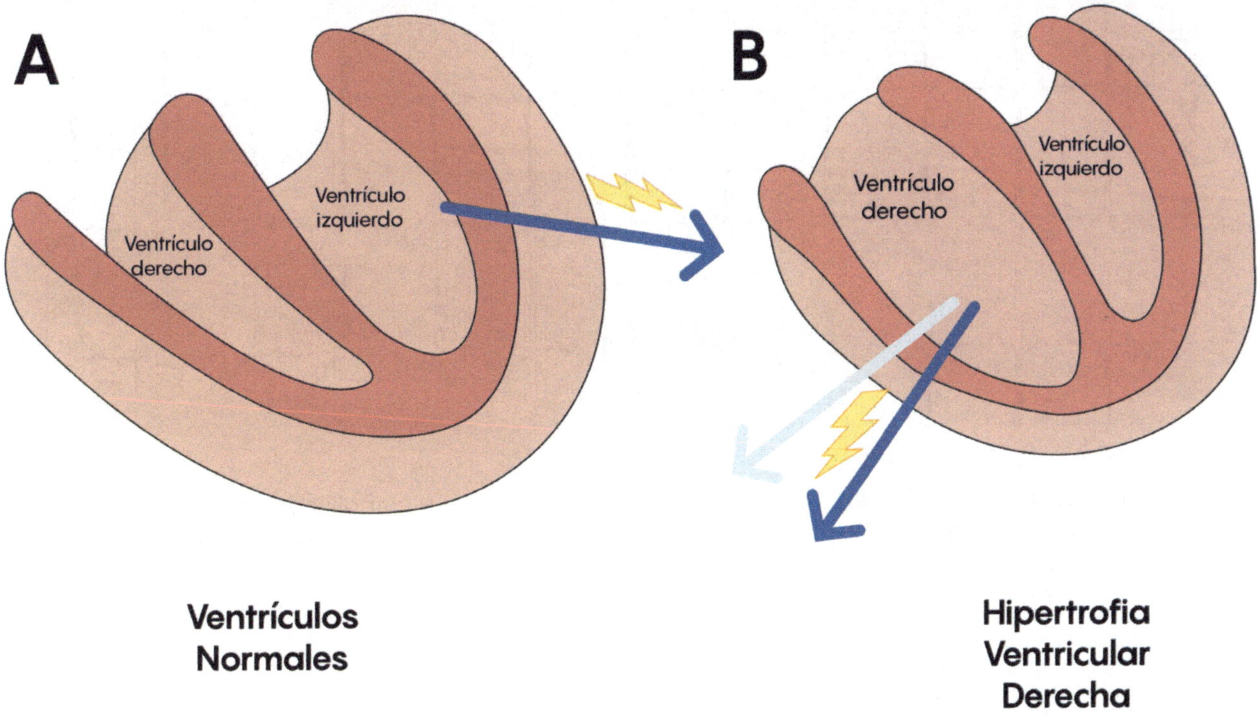

Figura 20. El ventrículo derecho al hipertrofiarse contrarresta al estímulo eléctrico (vector promedio) que normalmente va hacia el ventrículo izquierdo (imagen A) y se redirige hacia el ventrículo derecho como se puede observar (imagen B). (Durán García 2022).

HIPERTROFIA VENTRICULAR IZQUIERDA (HVI)

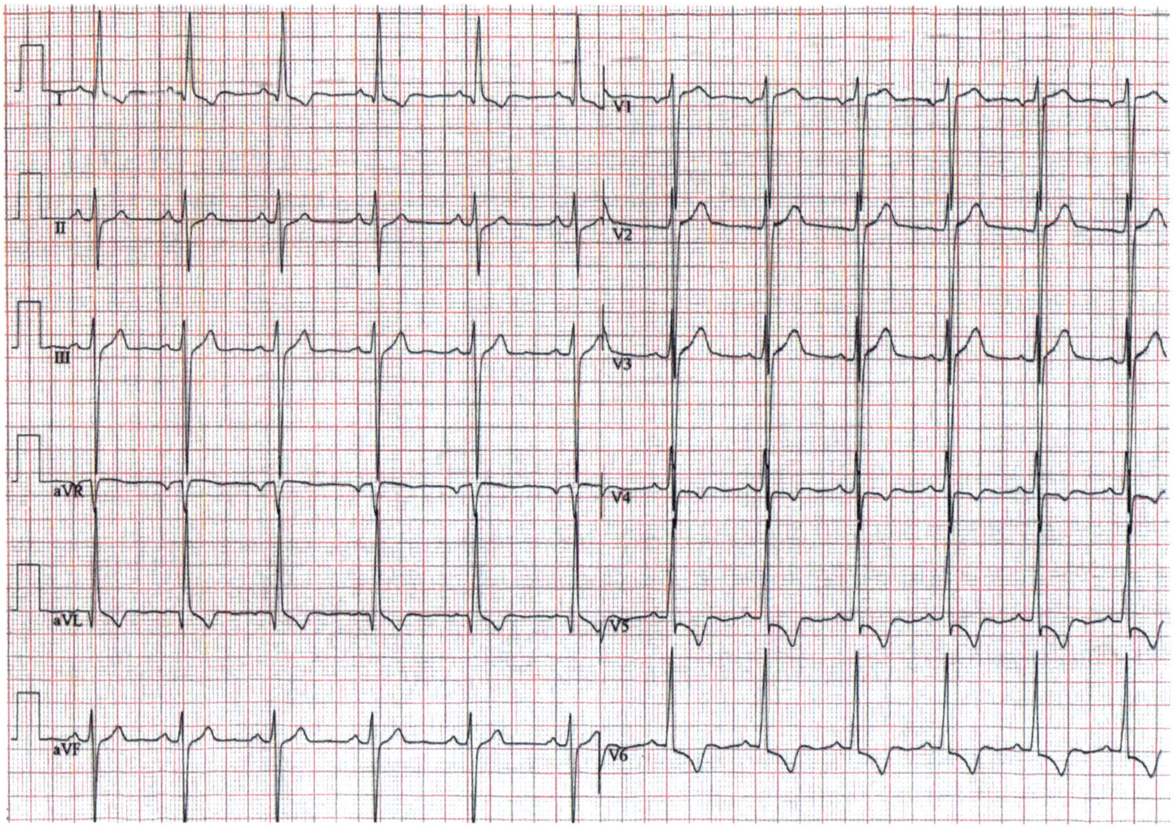

Figura 21. Se observa ECG de una mujer de 32 años con HVI cumpliendo con el criterio de Sokolow. (Creative Commons, 2022; consultar la referencia completa en el apartado correspondiente a partir de la página 95).

Criterios Diagnósticos (DX) de HVI:
(Estos 2 criterios son más específicos: >90 %, pero poco sensibles: 20 %).

- **Criterio de Sokolow (principal):** ("S" V1 + "R" V5) = si la suma es >35 mm = HVI (en mayores de 30 años)
  - (>40 mm entre 20 y 30 años y >60 mm entre 16 y 20 años).
- **Onda "R"** en V5 o V6 >27 mm.
- **Onda "T"** (negativa) y asimétrica (en Dvs izquierdas).
- También existen otros índices como: Criterios de Cornell = >28 mm en hombres o >20 mm en mujeres, o el Índice de Lewis >17 mm.

Criterios basados en modificaciones del QRS	
1. Criterios de voltaje Debería haber uno de los siguientes: · R o S en el PF ≥ 20 mm · S en V1-V2 ≥ 30 mm · R en V5-V6 ≥ 30 mm	3 puntos
2. ÂQRS a -30 o más desviado a la izquierda	2 puntos
3. Deflexión intrisecoide en V5-V6 ≥ 0.05	1 punto
4. Duración del QRS≥0.09 s	1 punto
Criterios basados en alteraciones del ST-T	
1. Vector del ST-T opuesto al QRS (sin digitálicos) ( )	3 puntos
2. Vector del ST-T opuesto al QRS (con digitálicos) ( )	1 punto
Criterios basados en alteraciones de la onda P	
1. Modo terminal de la onda P negativo en V1 ≥ 1 mm de profundidad y 0.04 s de duración	3 puntos

Figura 22. Escala de Romhilt-Estes, es un sistema de puntuación que considera 6 hallazgos ECG, en donde una puntuación ≥5 puntos = HVI (adaptada de Estes EH *et al.*, 2015 y Romhilt, D. W *et al.*, 1968).

Caso clínico 2

Masculino de 20 años, atleta de alto rendimiento que sufre accidente vial y se encuentra en sala de shock intubado y con los siguientes diagnósticos: **traumatismo craneoencefálico moderado + postquirúrgico de craneotomía descompresiva + fractura de piso orbitario izquierdo y huesos propios de la nariz.** Se decide tomar el siguiente electrocardiograma.

<u>¿Qué hallazgos podemos observar en el electrocardiograma?</u>

A) Se sospecha de hipotrofia ventricular izquierda. Se sugiere prueba de esfuerzo.
B) Se sospecha de hipertrofia ventricular derecha. Se sugiere ecocardiograma.
C) Se sospecha de hipertrofia ventricular izquierda. Se sugiere ecocardiograma.
D) Se sospecha de hipertrofia triventricular. Se sugieren pruebas genéticas.

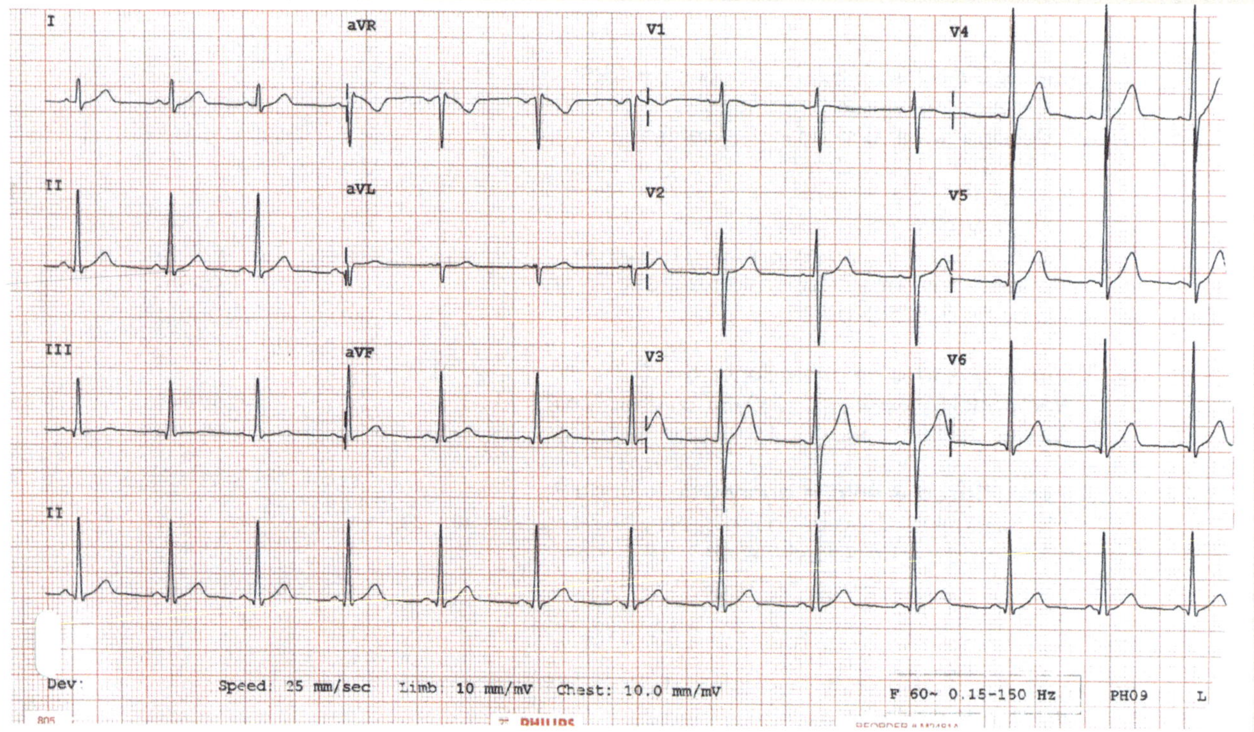

Figura 23. Electrocardiograma original utilizado para caso clínico 2.
(Castañeda López Jorge 2020).

07. Bloqueos Ventriculares (BRDHH, BRIHH, bloqueos fasciculares)

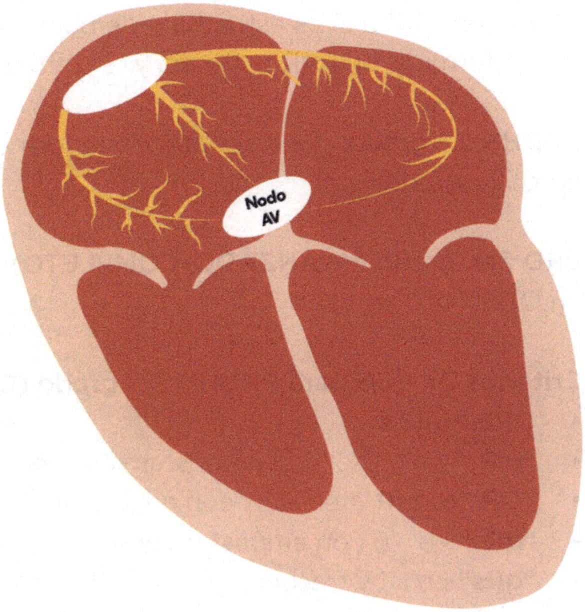

Figura 24. Imagen original ilustrativa que nos recuerda la conducción del estímulo a través de las aurículas llegando hasta al nodo AV. (Durán García 2022).

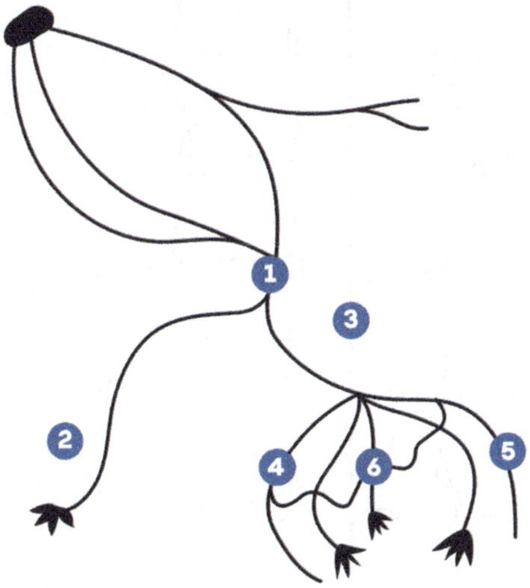

1. Tronco Haz de His
2. Rama Derecha
3. Rama Izquierda
4. Fascículo Inferoposterior
5. Fascículo Superoanterior
6. Fibras Intermedias

Figura 25. Imagen a gran escala enfocada en el SEC, principalmente a partir del 1, donde empieza el tronco del Haz de His (vía de conducción que procede al nodo AV), que conforme desciende se subdivide en dos ramas (#2 rama derecha y #3 rama izquierda) y que a su vez la rama izquierda se divide en un conjunto de fibras o "fascículos" (#4 fascículo Inferoposterior, #5 fascículo superoanterior y #6 fascículo intermedio), cada una de ellas con el nombre donde se encuentran localizadas dentro del ventrículo izquierdo. (Adaptada de Bayés de Luna, 2014). (Durán García 2022).

A) BLOQUEO DE RAMA DERECHA DEL HAZ DE HIS (BRDHH)

Causas probables: cardiopatías (isquémica, hipertensiva, congénitas); secundaria a sífilis; fiebre reumática; neumopatías o inclusive personas sanas.
BRD 1er. grado (PARCIAL): la activación transeptal es relativamente importante según el retraso del estímulo; por tanto, se despolariza una mayor o menor parte del VD con retraso.

Características ECG:

- QRS >0.12 s
- rSr´en V1 (La r´ es estrecha y de bajo voltaje)
- "r" terminal en AVR estrecha y "s" también estrecha en V5 y V6

BRDHH 2.° grado: puede aparecer de forma temporal un trazo con características de BRDHH 1er o 3er grado.

BRD 3er. grado (AVANZADO/COMPLETO): bloqueo total del estímulo transeptal, explicando un QRS lento en VD.

Criterios Dx ECG para BRDHH 3er grado (COMPLETO):

- **QRS >0.12 s**
- **"rsR´"** en V1-V2 con empastamiento en "R´" (Dv derecha)
- **"QR" o "rsR´"** en AVR con empastamiento en la "R" y T negativa (Dv derecha)
- **"qRs"** en V6 con empastamiento en la "s" (Dv izquierda)
- **"qRs"** en D1 y frecuente en AVL (Dv izquierda)

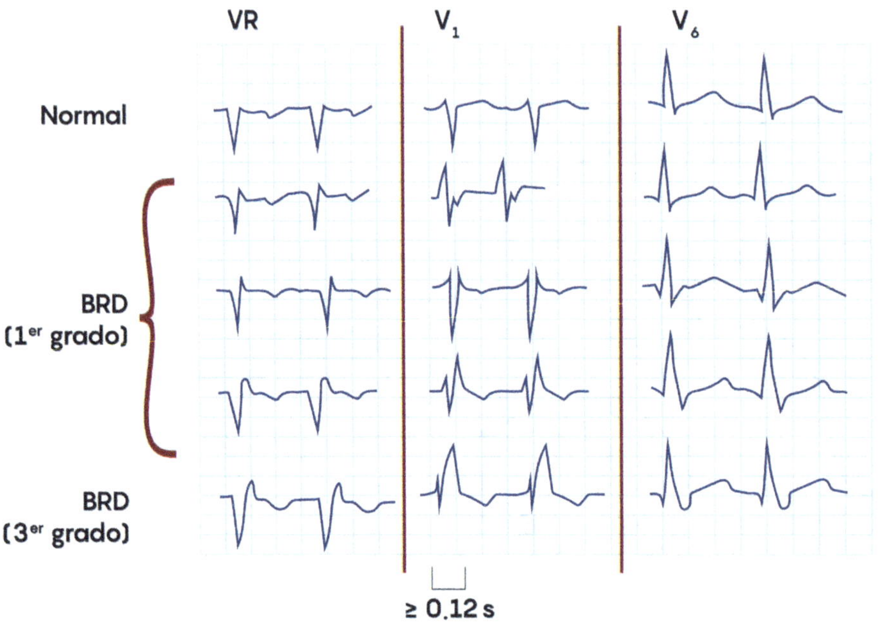

Figura 26. Imagen ilustrativa que representa el complejo QRS normal y sus variantes en el BRD de 1er. y 3er. grado en las derivaciones relevantes para esta situación (AVR, V1 y V6). (Adaptada de Bayés de Luna, 2014).

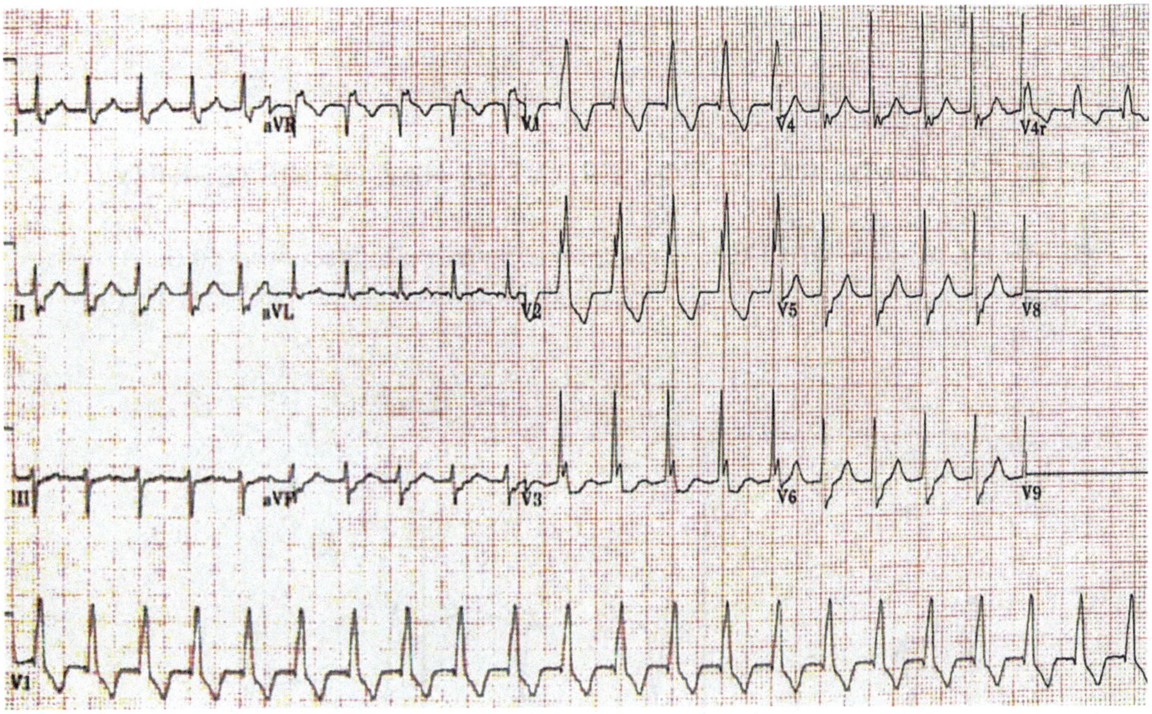

Figura 27. ECG de un BRD asociado a taquicardia. (Creative Commons, 2022; consultar la referencia completa en el apartado correspondiente a partir de la página 95).

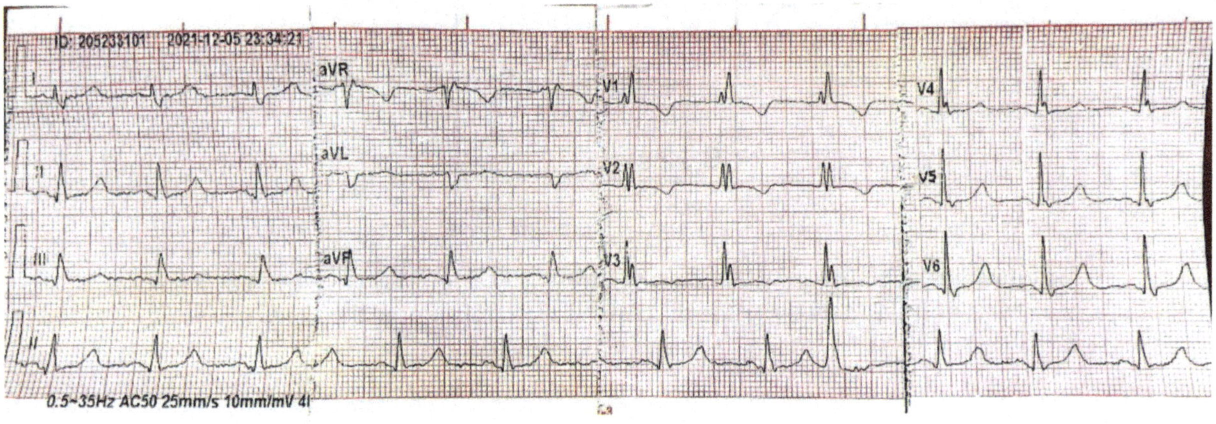

Figura 28. ECG original de paciente masculino de 63 años sin cardiopatía aparente. Se identifican las famosas "orejas de conejo", principalmente en Dvs V1-V3 representando el "rsR´" característico del bloqueo de rama derecha. (Castañeda López Jorge 2020).

B) BLOQUEO DE RAMA IZQUIERDA DEL HAZ DE HIS (BRIHH)

BRIHH 1er. grado (PARCIAL): se enlentece el estímulo descendiente de la rama izquierda. Como resultado, el ventrículo izquierdo se despolariza de forma parcial.

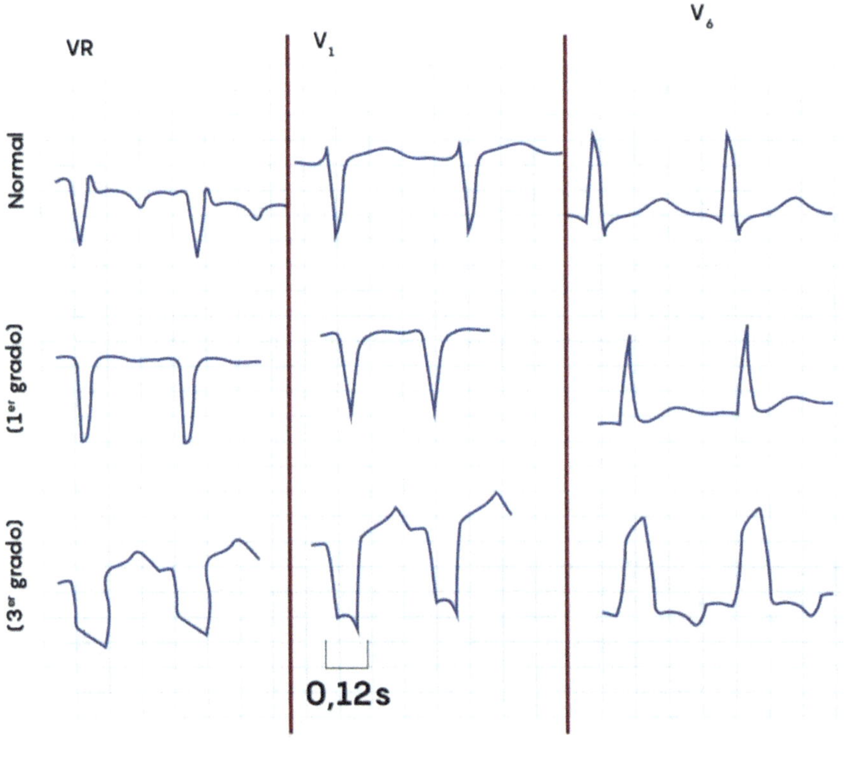

Figura 29. Imagen ilustrativa que representa el complejo QRS normal y sus variantes en el BRI de 1er. y 3er. grado en las Dvs relevantes para esta situación (AVR, V1 y V6). (Adaptada de Bayés de Luna, 2014).

BRIHH 3er. grado (AVANZADO): hay una despolarización en dirección opuesta (izquierda a derecha) prolongando el "QRS".
La despolarización septal es de derecha a izquierda. No se origina la onda "q", por lo tanto, en DI, AVL, V6 hay "R" única.

Criterios Dx ECG para BRIHH:

- QRS >0.12 s
- En general el "ST" es opuesto a la polaridad del "QRS"
- "QS" o "rS" en V1 y AVR con "r" pequeña y el ST poco ascendido con T positiva. (Dv derecha)
- "R" exclusiva en V6, D1, AVL con ST poco descendido y T negativa y asimétrica. (Dv izquierda)
- Empastamiento en el 1/3 medio del QRS en ≥2 Dvs (Dv izquierda.)

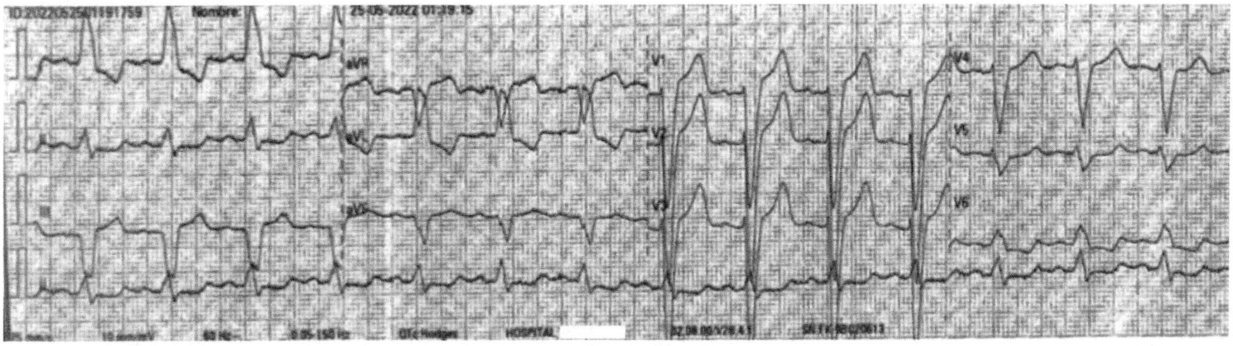

Figura 30. ECG original de paciente femenino de 63 años que acude a urgencias por disnea y sensación de dolor precordial de 4 horas de evolución. Se toma ECG presenciado BRI. (Castañeda López Jorge 2020).

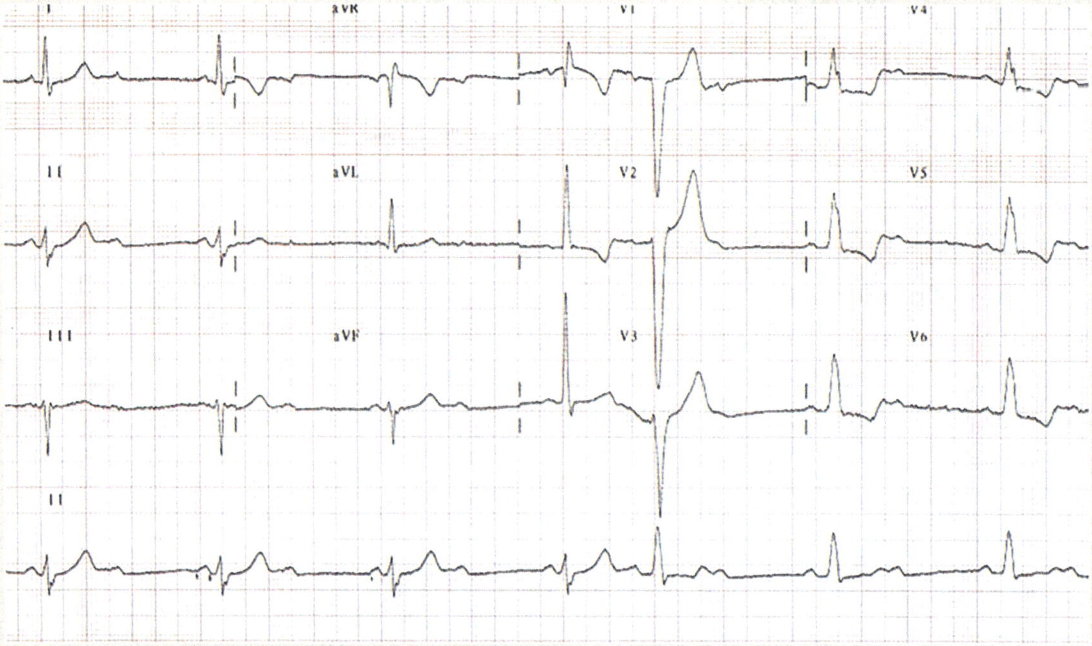

Figura 31. ECG utilizado para preguntas de reflexión. (Creative Commons, 2022; consultar la referencia completa en el apartado correspondiente a partir de la página 95).

PREGUNTAS:

¿Qué tipo de BRIHH presenta el paciente en este último trazo electrocardiográfico?

¿Hacia dónde está desviado el eje eléctrico ventricular?

C) HEMIBLOQUEOS (BLOQUEOS FASCICULARES)

Los hemibloqueos se originan cuando un fascículo originario de la rama izquierda del haz de His [ya sea la División Superoanterior (DAS) o la Inferoposerior (DIP)] es bloqueado. Por lo tanto, se podría decir que la rama izquierda del haz de His está "hemibloqueada".

C.1) Hemibloqueo Superoanterior (HSA)

- Origina un nuevo corto vector septal (vector 1) que se dirige hacia abajo, adelante y a la derecha.
- Vector 2: despolariza el resto del ventrículo izquierdo hacia la izquierda, arriba y hacia atrás.

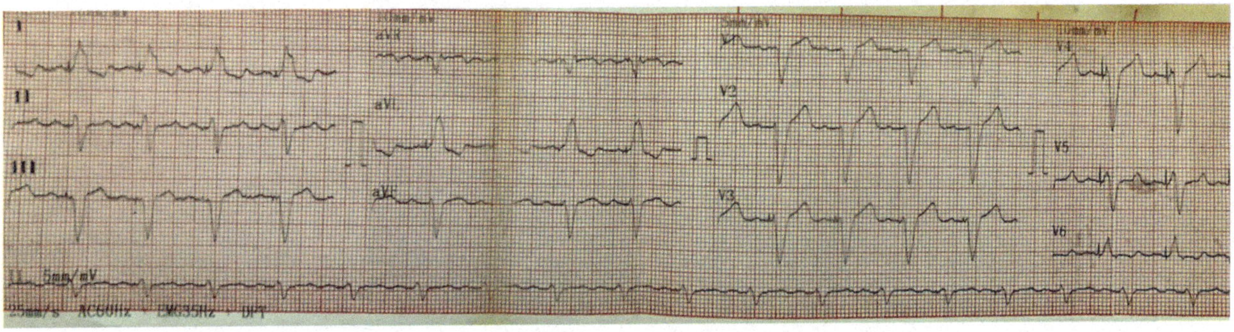

Figura 32. Se observa un ECG original de un paciente masculino de 38 años que acude a urgencias por un cuadro de disnea, tos, inyección conjuntival y sensación de palpitaciones. En el ECG se observa un eje e- ventricular de aproximadamente -60° y hallazgos característicos de un HSA. (Castañeda López Jorge 2020).

Criterios Dx:

- AQRS izq. (entre -45° y -75°).
- Morfología en el plano frontal (PF):
  -"qR" (D1, AVL)
  -"rS" en Dvs piso (con S3 > S2 y R2 > R3)
  -Frecuente con "r" terminal en AVR

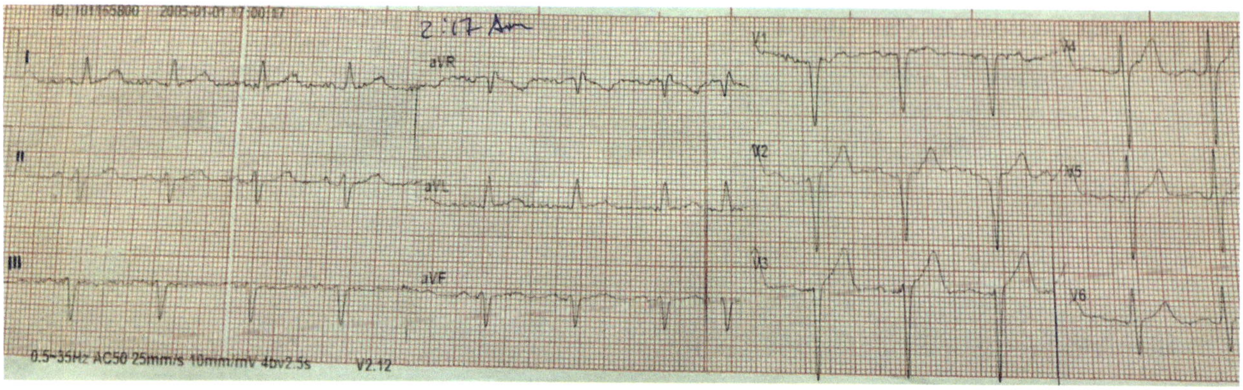

Figura 33. Se observa un ECG original de un paciente femenino de 29 años que acude a urgencias en la madrugada (02:00 a.m.) por referir un episodio similar a un cuadro de ansiedad que no le permitió dormir (al parecer ya remitido). En el ECG se observan hallazgos característicos de un hemibloqueo superoanterior. (Castañeda López Jorge 2020)

C.2) Hemibloqueo inferoposterior (HIP)

Características:

- La activación se realiza de forma inversa al bloqueo Superoanterior
- Vector 1 anormal hacia la izquierda y arriba
- Vector 2 muy hacia la derecha y hacia abajo, por el retraso en la despolarización de la cara posterior del ventrículo izquierdo

Criterios Dx:

- Morfología de "rS" en Dv: DI y AVL
- "qR" en piso
- A veces "S" en V1-V2
- Muy asociado a BRDHH
- Eje e- ventricular entre +90° y 140°
- QRS <0.12s

Véase figura 28 (página 35).

C.3) Bloqueos Bifasciculares

Se caracteriza por la presencia de un BRDHH junto a un hemibloqueo HSA o HIP.

Caso clínico 3

Masculino de 59 años, con marcapasos transvenoso implantado, acude a urgencias con familiar refiriendo síncopes de repetición (6 en un día). Como antecedentes toma los siguientes medicamentos (clonazepam, sertralina y apixaban) y no recuerda horarios con precisión. Los familiares no saben decir las enfermedades que padece ya que viven en EUA y lo han dejado de ver desde hace varios años. Se decide tomar electrocardiograma.

Pensando en un hemibloqueo fascicular, ¿qué diagnóstico electrocardiográfico presenta el paciente?

A) Bloqueo de rama derecha del haz de His (BRDHH)
B) Bloqueo total de rama izquierda
C) Hemibloqueo superoanterior
D) Hemibloqueo inferoposterior

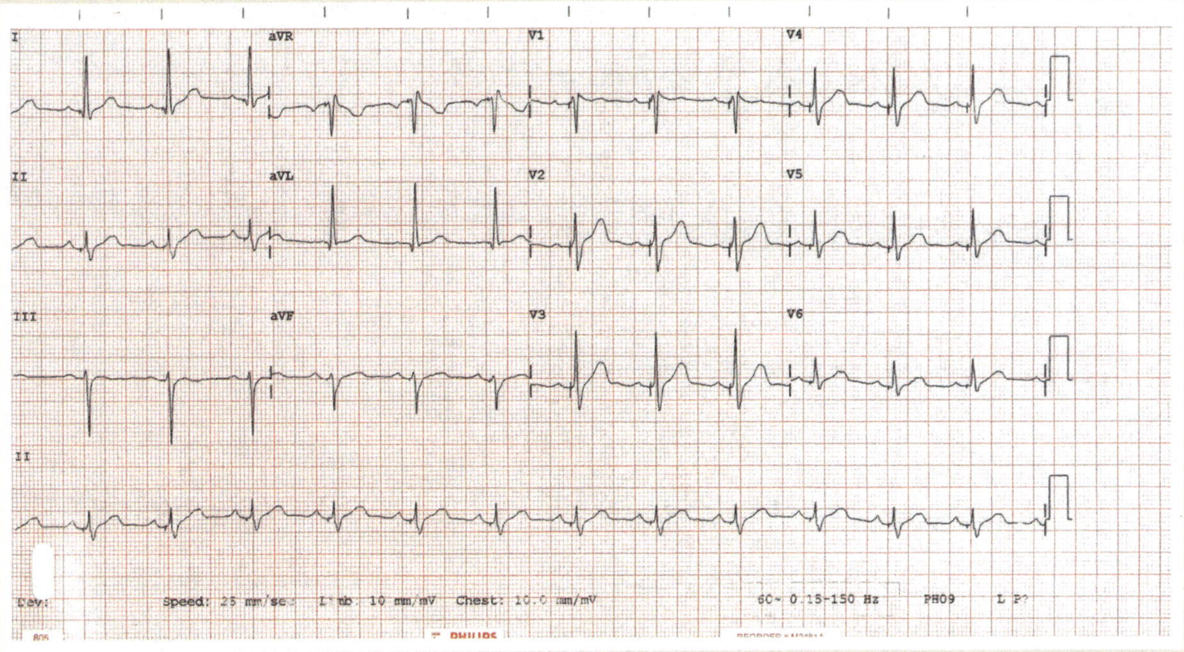

Figura 34. ECG original utilizado para caso clínico 3. (Castañeda López Jorge 2020).

Caso clínico 4

Masculino de 26 años, bombero, sin antecedentes de importancia, que acude a urgencias refiriendo "quemadura eléctrica en varias ocasiones, de 1 hora de evolución". Hemodinámicamente estable. Se le toma el siguiente electrocardiograma y, posterior a eso, el paciente decide su alta voluntaria.

<u>Teniendo en cuenta la información del caso clínico anterior, ¿qué diagnóstico electrocardiográfico debió haberse sospechado?</u>

A) Bloqueo de rama izquierda del haz de His (BRIHH)
B) Hemibloqueo fascicular Superoanterior
C) Bloqueo de rama derecha del haz de His (BRDHH)
D) Bradicardia tipo bloqueo auriculoventricular de 1er. grado

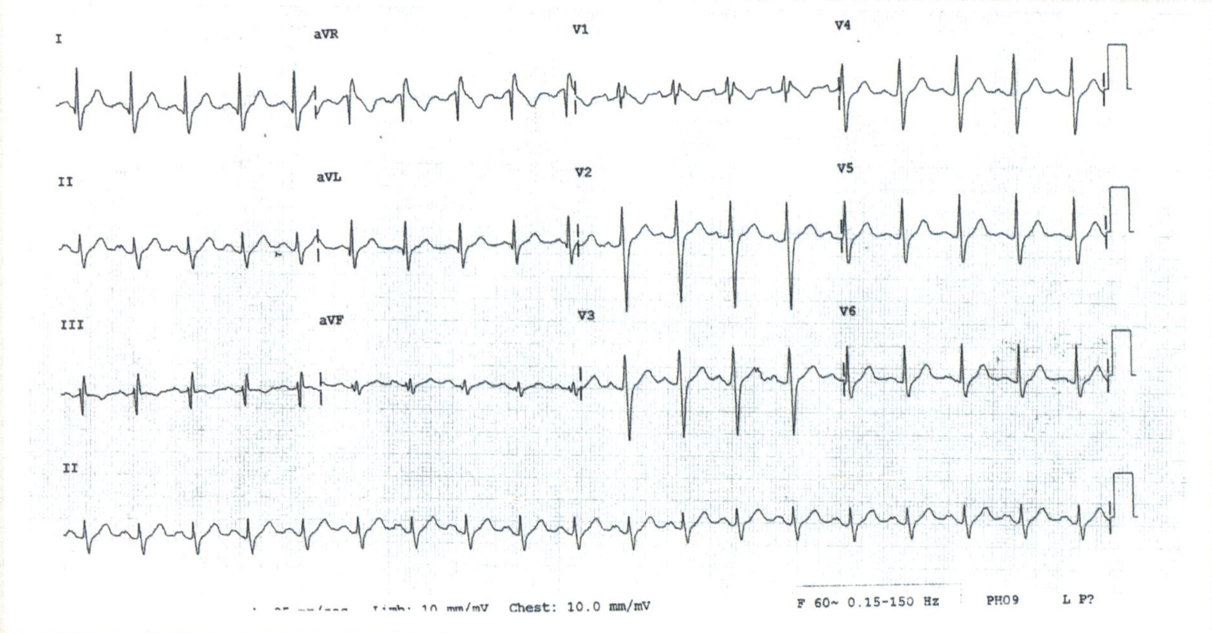

Figura 35. ECG original utilizado para caso clínico 4. (Castañeda López Jorge 2020).

08. Preexcitación Ventricular (Síndromes por Reentrada)

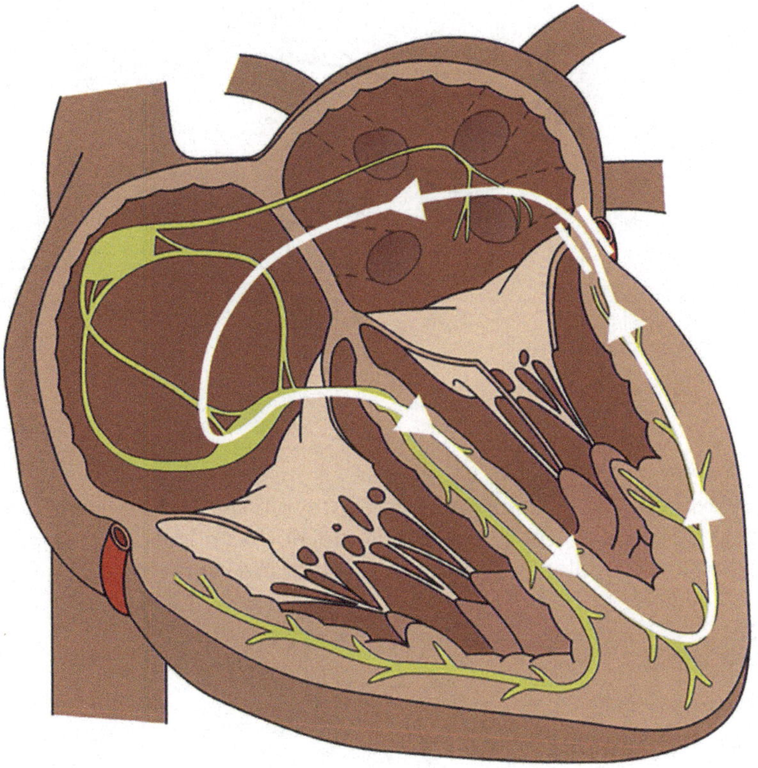

Figura 36. Imagen que explica una reactivación anormal de los ventrículos lograda por unas fibras anormalmente existentes (Haz de KENT) representado por el circuito en color blanco con flechas, traduciéndose como un síndrome de preexcitación ventricular ya que el estímulo del haz de Kent llega más rápido y en menor tiempo comparándose con el impulso fisiológico del SEC hacia los ventrículos. Esto puede llegar a ser peligroso puesto que hay más riesgo de caer en arritmias potencialmente mortales. (Creative Commons, 2022; consultar la referencia completa en el apartado correspondiente a partir de la página 95).

Síndrome de Wolff Parkinson White

Frecuentes en jóvenes que presentan arritmias paroxísticas. Existen haces musculares cortos con conducción acelerada que conectan aurículas con ventrículos (haz de KENT).
Hay 4 tipos de acuerdo con la ubicación de la vía anómala. (La morfología del "QRS" depende de la ubicación de la vía anómala):

I. Vía anteroseptal derecha
II. Vía anómala en la pared libre del ventrículo derecho
III. Vía anómala en la zona inferoseptal
IV. Vía anómala en la pared libre del ventrículo izquierdo

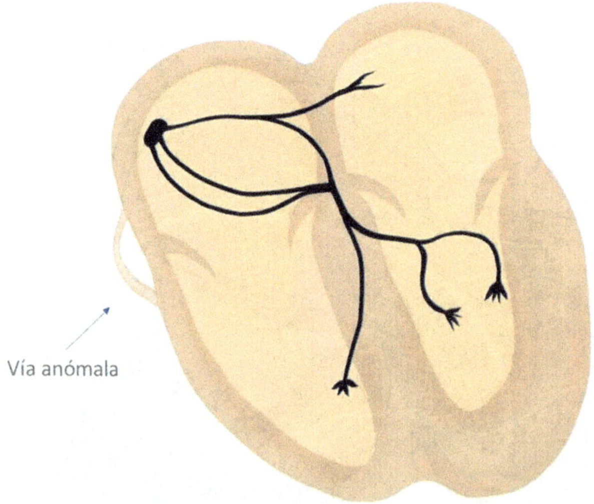

Figura 37. Imagen que explica otra manera de representación del Haz de Kent donde se entiende que esta vía anómala conecta de manera precoz el estímulo del nodo sinusal directamente con los ventrículos saltándose así, a las fibras Internodales y el nodo AV. (Adaptada de Bayés de Luna, 2014).

Características ECG:

- Intervalo PR corto (<0.12 s)
- Morfología del QRS puede ser >0.12 s
- Empastamiento inicial del QRS. "onda Delta"

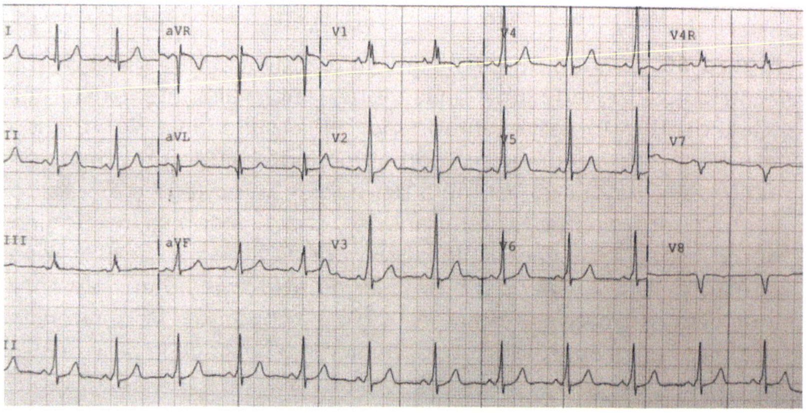

Figura 38. ECG representativo del síndrome de Wolff Parkinson White donde se observa principalmente la onda "delta" en Dvs: DII, AVF y de V2 a V6. (Creative Commons, 2022; consultar la referencia completa en el apartado correspondiente a partir de la página 95).

09. Isquemia, Lesión y Necrosis (Síndrome coronario agudo)

El síndrome coronario agudo (SCA) es un padecimiento de afección vascular a nivel cardíaco, que repercute en el estado de salud de manera aguda y que se puede identificar mediante la clínica. Se puede sospechar aún más por medio de un electrocardiograma y se puede confirmar con enzimas cardíacas. Es importante tener en cuenta lo siguiente:

Daño Miocárdico = valores de troponinas (cTn) aumentadas con respecto al límite superior de referencia (LSR) del percentil 99.

Infarto Agudo de miocardio (IAM) = evidencia clínica de isquemia miocárdica y aumento o descenso de los valores de cTn > LSR del percentil 99.

- **Cuando la única información sea la HC y el electrocardiograma,** y no se disponga de troponinas (o estén incompletas), **el diagnóstico de IAM** se puede **confirmar por** la aparición de **ondas Q patológicas.**
- Si el paciente tiene síntomas persistentes y el 1er. electrocardiograma **NO** es diagnóstico, hay que realizar electrocardiogramas seriados de 15 a 30 min en las primeras una a dos horas.

IAM Incidente. Primer infarto.
IAM Recurrente. Ocurre en los próximos 28 días del primer infarto.
Reinfarto. Infarto después de los 28 días del primer infarto.

(Consenso ESC 2018 sobre la cuarta definición de infarto, 2019).

1) DATOS DE ISQUEMIA

Isquemia subendocárdica: ondas "T" (+) y simétricas y altas (primeros minutos del IAM).
Isquemia subepicárdica: ondas "T" (-) y asimétricas.

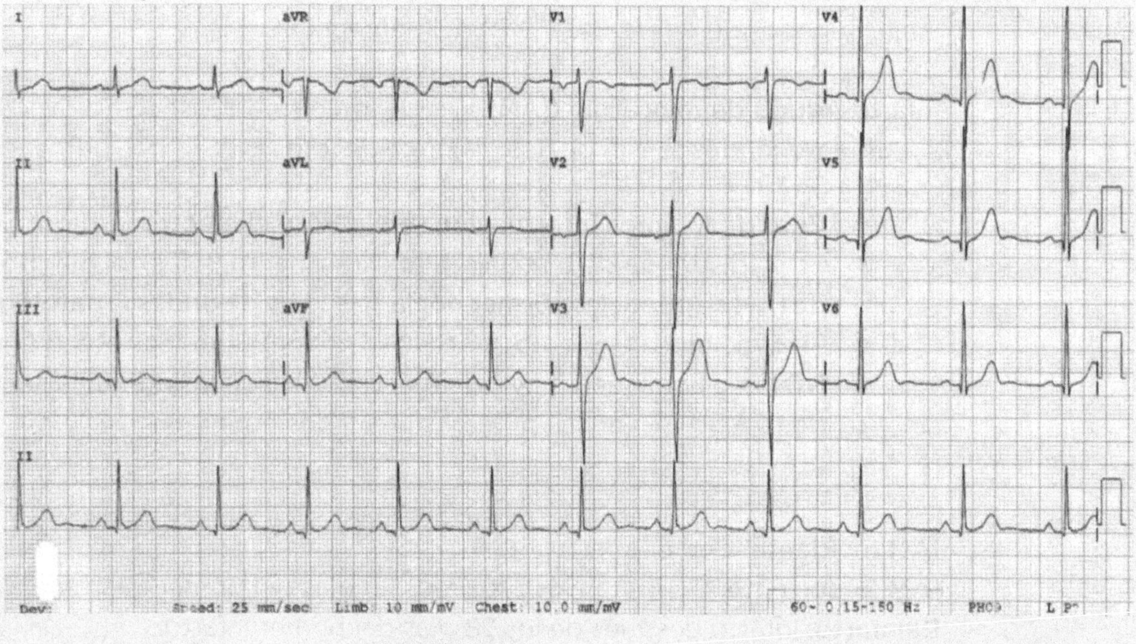

Figura 39. ECG original de masculino de 48 años con antecedentes de toxicomanías (+) a cocaína de 15 años de evolución que acude a urgencias por dolor precordial de 45 minutos de evolución aproximadamente. Se observan hallazgos compatibles con isquemia subendocárdica principalmente en Dvs de cara anterior (V3 y V4). (Castañeda López Jorge 2020).

2) DATOS DE LESIÓN ECG

- Lesión **subendocárdica: depresión** del segmento **"ST"** (isquemia no transmural).
- Lesión **subepicárdica: elevación** del segmento **"ST"** (isquemia transmural).

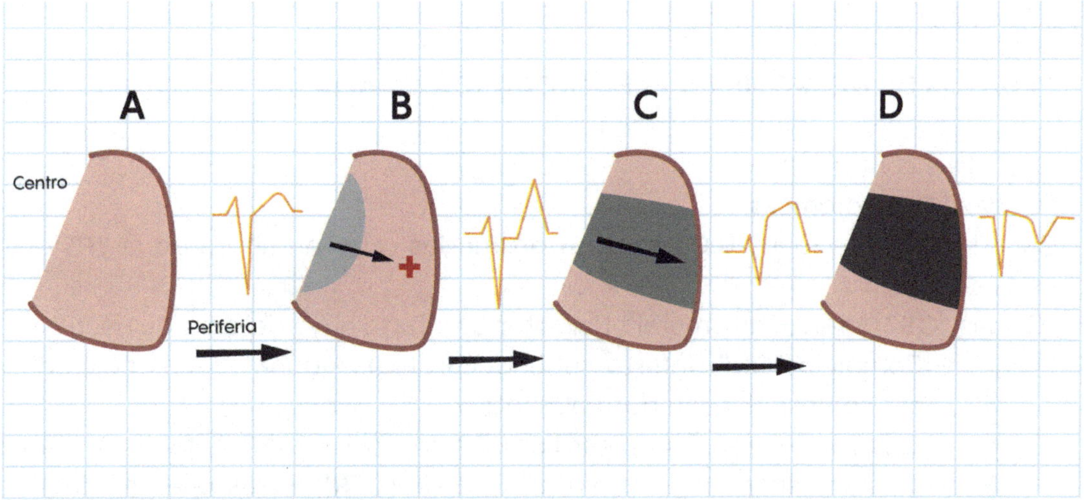

Figura 40. En la imagen se observa la evolución de los diferentes grados de isquemia tras una oclusión total coronaria. Trazo normal (imagen **A**). Luego, una isquemia de predominio en el área subendocárdica (razón por la cual se observa la onda **T** simétrica y alta con probablemente un intervalo **Q-T** más largo (imagen **B**). Posteriormente, la isquemia se vuelve transmural observando la elevación del segmento **S-T** (imagen **C**). Finalmente, una necrosis transmural, apreciándose una onda **Q** de necrosis y una onda **T negativa** (imagen **D**). (Adaptada de Bayés de Luna, 2014).

MANIFESTACIONES ELECTROCARDIOGRÁFICAS QUE INDICAN ISQUEMIA Y LESIÓN MIOCÁRDICA AGUDA (en ausencia de HVI y bloqueo de rama)

Deben de estar en ≥2 Dvs contiguas:

Infarto Agudo al Miocardio con Elevación del ST (IMEST):

- >1 mm en todas las Dvs (excepto V2 y V3)
- >2 mm en Dvs V2 y V3

(En HOMBRES <40 años la elevación del ST ≥2.5 mm / MUJERES (independientemente de la edad ≥1.5 mm).

Infarto Agudo al Miocardio Sin Elevación del ST (IMSEST): Depresión del "Segmento ST" y cambios en la "onda T"

- Una nueva depresión del ST horizontal o descendente ≥0.5 mm
- Inversión de la "T" >1 mm con onda "R" prominente o cociente R/s >1

(Consenso ESC 2018 sobre la cuarta definición de infarto, 2019).

3) DATOS DE NECROSIS EN ELECTROCARDIOGRAMA

En ≥2 Dvs contiguas:
*Ondas **"Q patológicas"**
Características: miden ≥**0.04 s y son profundas** (≥1/4 de altura de la **"R"** en una Dv).
*Ondas **"QS"** (infarto transmural). El vector de infarto huye del área de necrosis.

- Complejo **"QR"** (infarto subendocárdico). Algunas zonas epicárdicas se despolarizan normalmente.
- Onda **r** (infarto subepicárdico). Es signo de IAM, la falta de progresión esperada en la altura de la onda **"R"** en las precordiales, a condición de que existan otros cambios en el "ST" y onda "T".

Cambios evolutivos en el ECG de un IAM transmural:
(Es imposible determinar la edad del infarto con base en un solo ECG).

Véase figura 40 de página 47.

<u>Fase Hiperaguda.</u> Ondas **"T"** picudas y positivas. (minutos- horas)
<u>Fase Aguda.</u> **Elevación del ST.** Ocurre en las primeras horas y dura hasta 2 semanas para que se normalice.
Onda **T negativa y simétrica.** Se presenta en las primeras horas o días.
<u>Fase Subaguda.</u> Ondas **Q patológicas** o complejos **"QS"**. Sucede entre las primeras 24 y 48 horas.
<u>Fase Crónica.</u> El segmento ST = isoeléctrico. De 48 a 72 horas y <2-3 SMN), pueden persistir ondas **"Q" patológicas o "QS".** Ondas T invertidas y negativas en las DVs del IAM.

(Consenso ESC 2018 sobre la cuarta definición de infarto, 2019).

Caso clínico 5

Masculino de 39 años con diagnóstico de quemadura de vía aérea + herida en tercio proximal de antebrazo derecho. Como antecedente tiene toxicomanías positivas para alcoholismo, tabaquismo y marihuana de uso crónico. (No se sabe desde hace cuánto). Actualmente está en sala de shock con manejo de vía aérea avanzada. Hemodinámicamente estable. Se decide tomar electrocardiograma.

Pensando en un probable síndrome isquémico coronario agudo (SICA), ¿en qué fase del SICA se podría encontrar el paciente?

A) Isquemia subendocárdica
B) Necrosis
C) Infarto
D) Se debe descartar SICA por no contar con hallazgos en el electrocardiograma sugerentes

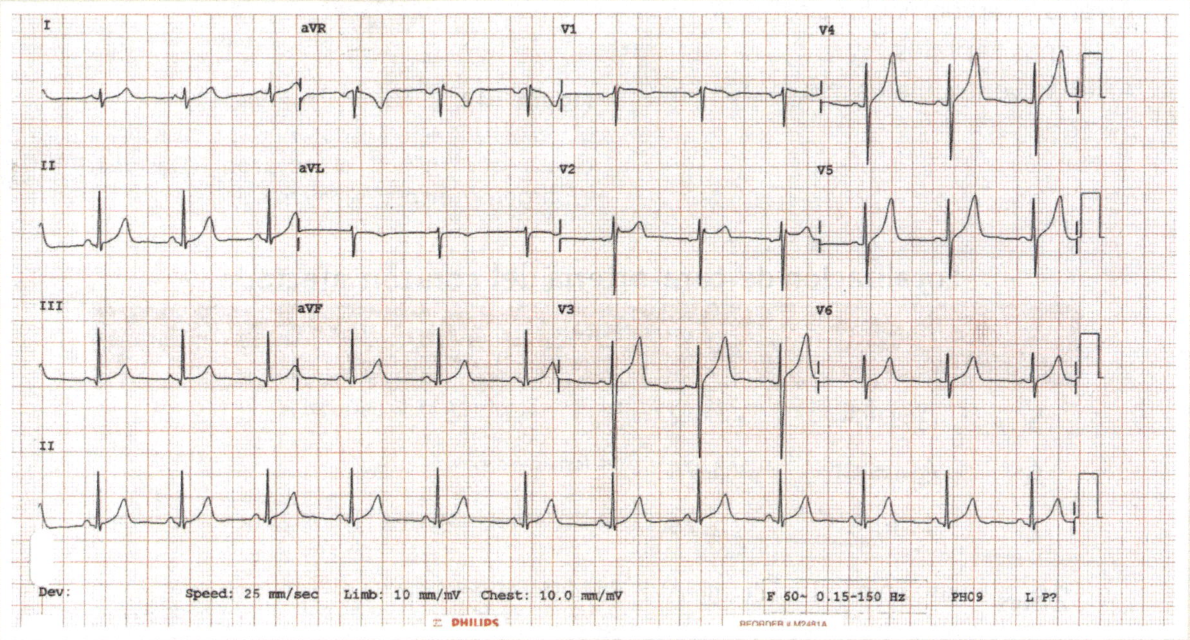

Figura 41. ECG original utilizado para caso clínico 5. (Castañeda López Jorge 2020).

IRRIGACIÓN CARDÍACA

El corazón tiene dos arterias en general, que son las primeras ramas de la aorta y se encargan de irrigar al mismo órgano, estas son llamadas coronarias y consisten en una izquierda y otra derecha. Se van ramificando para abastecer a todo el corazón.

<u>Coronaria Izquierda</u>

- **Descendente Anterior (DA)**
  - Arterias septales perforantes del tabique
  - Arterias Diagonales
  - Arterias ventriculares derechas
- **Circunfleja (Cx)**
  - Arteria marginal anterolateral
  - Arteria marginal posterolateral
- **Coronaria Derecha**
  - Arteria del Nodo SA
  - Arteria auricular Derecha
  - Arteria ventricular derecha
  - Arteria aguda Marginal
  - Arteria del Nodo AV
  - Arteria Interventricular posterior
    - Ramas septales
  - Arterias ventriculares izquierdas posteriores

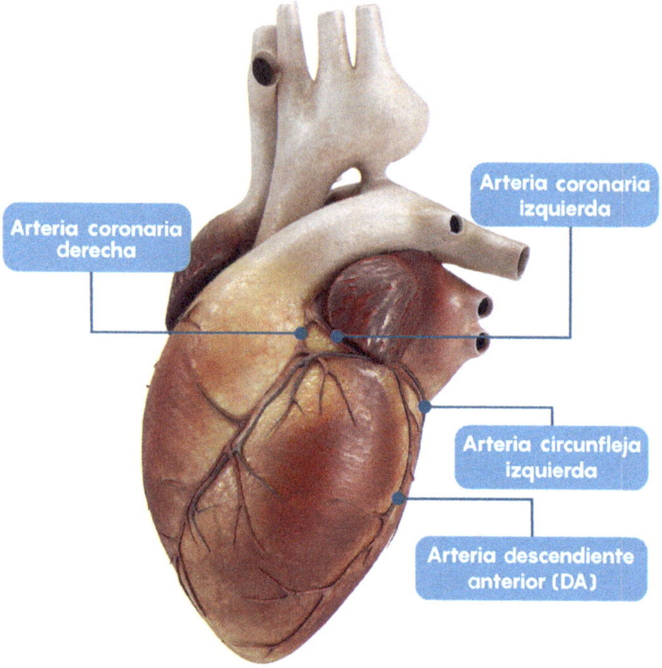

Figura 42. Imagen modificada donde se observan las arterias coronarias y sus principales ramas que irrigan al corazón. (Designed by Kjpargeter/ https://www.freepik.es/)

Localización de cara-arteria del corazón afectada

¡SAL a las 23:00 hrs. y PIDE!			
S	<u>S</u>eptal	V1-V2	**DA**(art. septal perforante del tabique)
A	<u>A</u>nterior	V3-V4	**DA** (arts. diagonales)
L	<u>L</u>ateral	V5-V6 (ALTA DI, AVL)	**DA** (arts. diagonales) y/o Cx (art. marginal anterolateral)
23hrs	Piso (Inferior)	D<u>II</u>,D<u>III</u>, AVF	**COR-DER.** (arts. ventriculares izquierdas posteriores) y puede aparecer (art. intervent. post, art. del nodo AV) y **DA** (Cx)
PI	<u>P</u>osterior <u>I</u>zquierdo	V1-V2 (V7,V8)	**Cx** (arteria marginal posterolateral)
De	Ventrículo <u>De</u>recho	V2R-V4R	**COR- DER.** (art. nodo SA, art. AV, art. intervent. posterior y arts. ventriculares izquierdas posteriores)

Figura 43. Imagen original donde explica una nemotecnia para recordar la localización de la lesión cardíaca en las Dvs correspondientes de las diferentes caras del corazón, así como la principal y más probable arteria afectada. (Castañeda López Jorge 2020).

Infarto al miocardio sin elevación del ST (IMSEST)

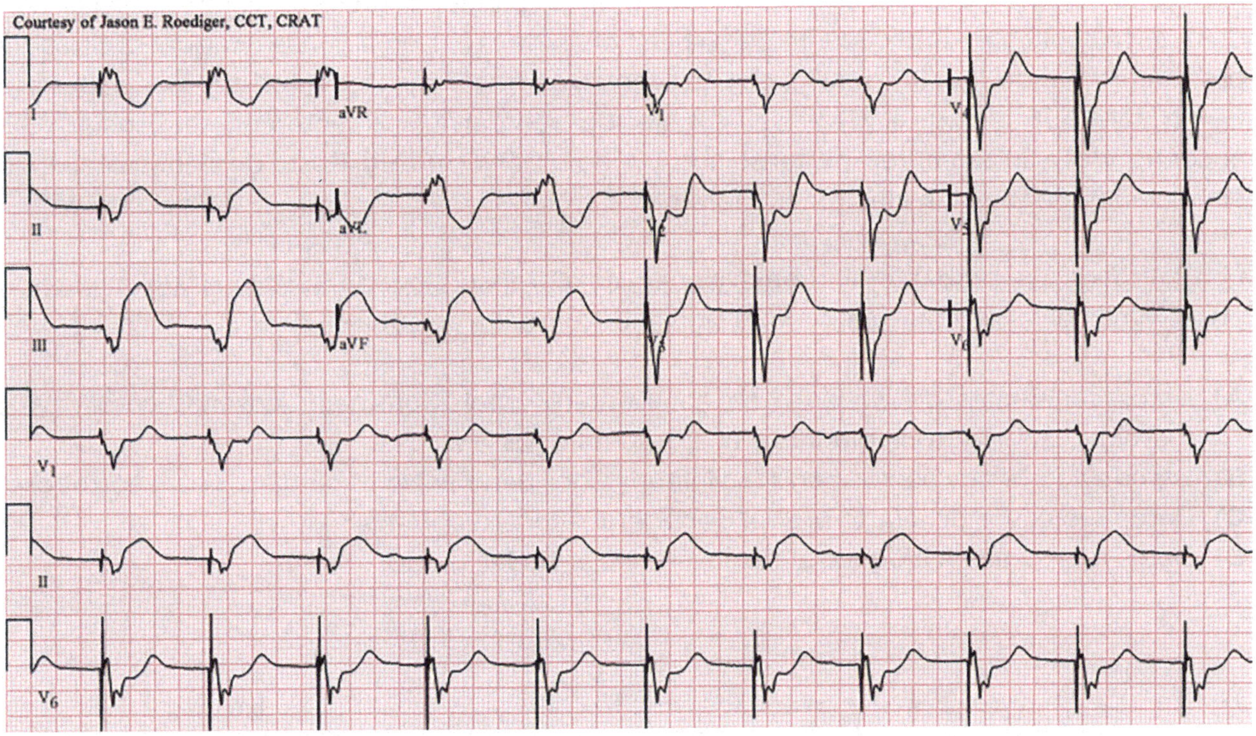

Figura 44. Se puede observar un ECG de un masculino de 72 años con marcapasos ventricular y un IMSEST (infarto agudo sin elevación del ST). (Creative Commons, 2022; consultar la referencia completa en el apartado correspondiente a partir de la página 95).

¿CÓMO RECONOCER UN INFARTO DEL VENTRÍCULO DERECHO?

No existe un patrón específico en las 12 Dvs estándar, pero suele asociarse a IAM Inferior. Sospecha de un IAM de ventrículo derecho si existe una elevación del ST >1 mm en V1, asociado a elevación del ST en Dvs inferiores.

Criterios Dx en Dvs precordiales derechas **(V3R y V4R):**
> 1 mm de ST en menos de 12 horas después de ondas Q patológicas.

"No existe un patrón específico en las 12 Dvs estándar...". *(Vélez Rodríguez, 2017).*

Caso clínico 6

Masculino de 25 años que acude a urgencias refiriendo dolor precordial, diaforesis, sensación de muerte súbita con antecedente de disnea con esfuerzo y, en algunas ocasiones, cifras de presión arterial de 160/90 mmHg; con toxicomanías negativas, sedentarismo positivo; peso 90 kg, talla 1.66 m y un IMC de 32.7. Se decide abordar inicialmente con secuencia ABC, encontrándose únicamente hipertenso con T/A de 160/190 mmHg. Resto de signos vitales sin alteraciones. Se toma un electrocardiograma.

Pensando en un probable síndrome isquémico coronario agudo (SICA), ¿qué alteración observamos en el trazo? ¿Cuál sería tu siguiente conducta a seguir?

A) Datos sugerentes de isquemia en zona anteroseptal. Considerar enzimas cardíacas y reevaluar con electrocardiograma en 20-30 minutos
B) Datos evidentes de necrosis en zona inferior. Considerar enzimas cardíacas para corroborar
C) Datos subjetivos de infarto previo. Considerar ecocardiograma
D) Datos que sugieren bloqueo auriculoventricular de 1er. grado

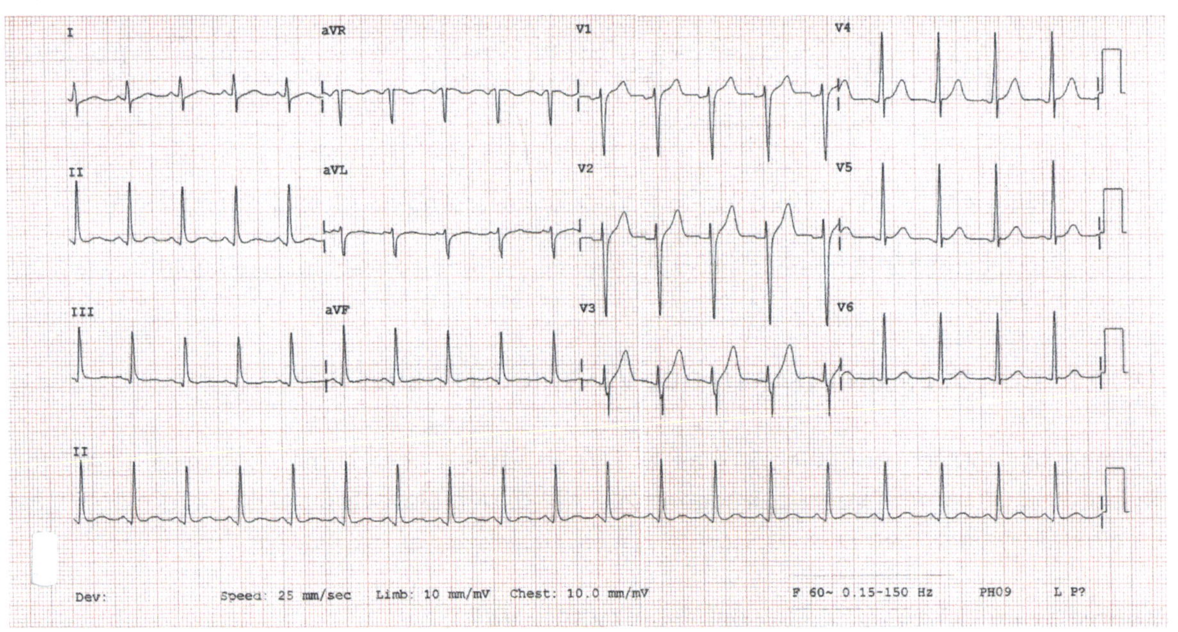

Figura 45. ECG original utilizado para caso clínico 6. (Castañeda López Jorge 2020).

Caso clínico 7

Mismo paciente masculino de 25 años, a quien a los 30 minutos de su abordaje inicial se le toma un electrocardiograma de control.

¿Qué cambios consideras que ha tenido el paciente en su electrocardiograma?

A) Elevación del ST de manera global
B) Isquemia global
C) Descenso (en tamaño) de ondas "T" en zona anteroseptal
D) Evolución a necrosis transmural

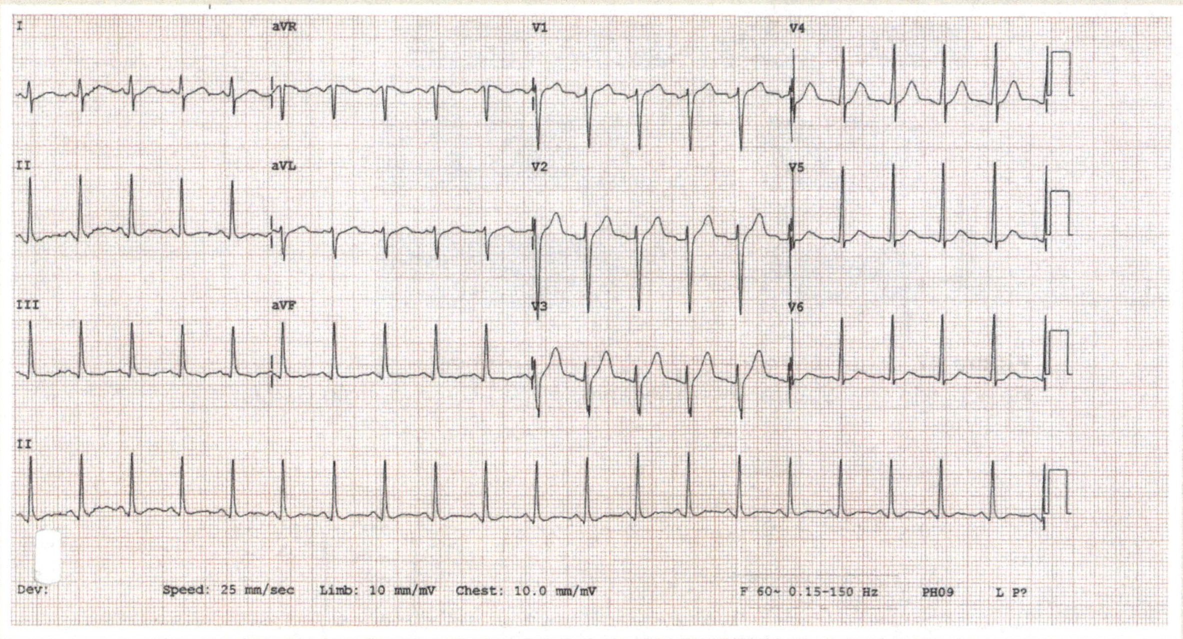

Figura 46. ECG original utilizado para caso clínico 7. (Castañeda López Jorge 2020).

10. Principales Arritmias. Mecanismo de Acción

ARRITMIAS ACTIVAS
EXTRASÍSTOLES

Contracción que puede ser auricular, tambien conocida como contracción auricular prematura (CAP'), o ventricular, también conocida como contracción ventricular prematura (CVP), que se presentan de forma precoz a lo esperado y que están relacionadas con el impulso precedente. Por ello, tienen un intervalo de acoplamiento fijo y una pausa compensatoria posterior a la misma extrasístole.

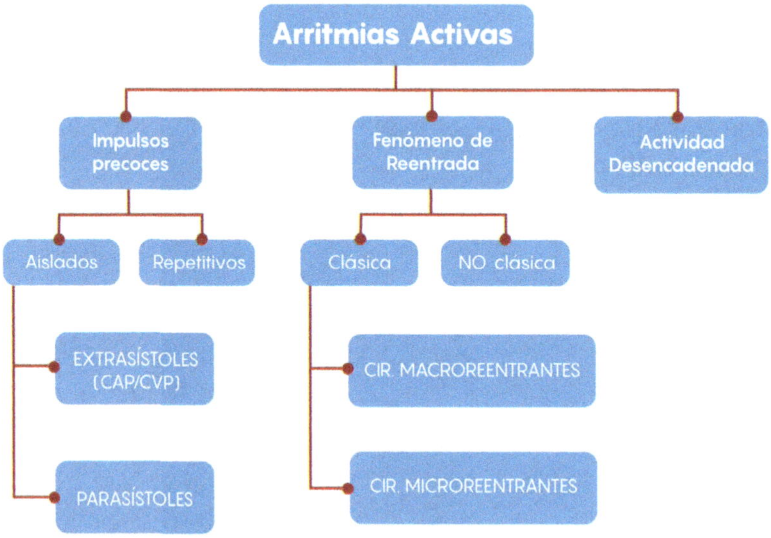

Figura 47. Esquema representativo de las arritmias activas y su clasificación de acuerdo con los diferentes mecanismos de acción. (Durán García 2022)

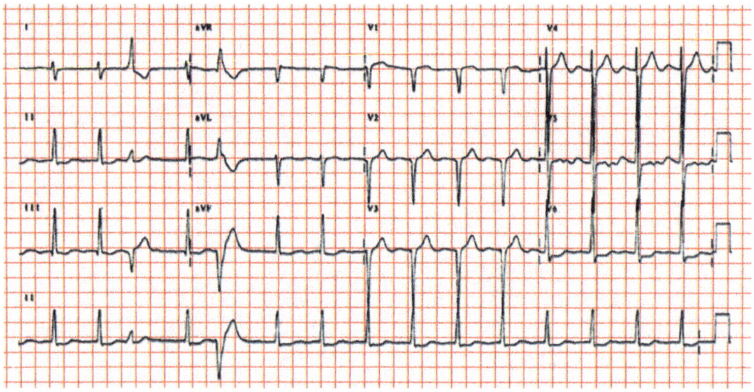

Figura 48. En este ECG se logra observar un "CVP/Extrasístole Ventricular" en cara inferior y lateral alta (Dvs DI, DII, DIII, AVL). (Creative Commons, 2022; consultar la referencia completa en el apartado correspondiente a partir de la página 95).

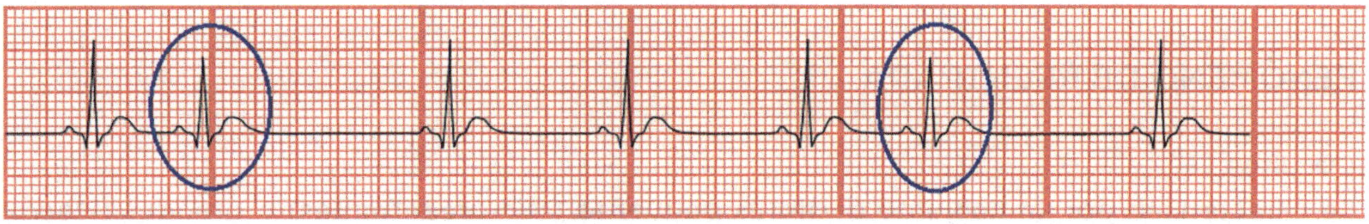

Figura 49. En este ECG se logra observar en una sola derivación un "CAP/Extrasístole Auricular" cada 3 latidos aparentemente (necesitaríamos una impresión más larga para confirmar la frecuencia de aparición de la CAP). (Creative Commons, 2022; consultar la referencia completa en el apartado correspondiente a partir de la página 95).

CLASIFICACIÓN DE LOWN PARA LA GRAVEDAD DE LA CVP
(Se describen desde las formas leves hasta las formas más graves)

- Aislados (Se consideran aislados si aparecen <30 CVP por hora).
- Frecuentes (>30/h)
- Polimorfos
- Formas repetitivas (parejas/salvas)
- Con fenómeno R/T

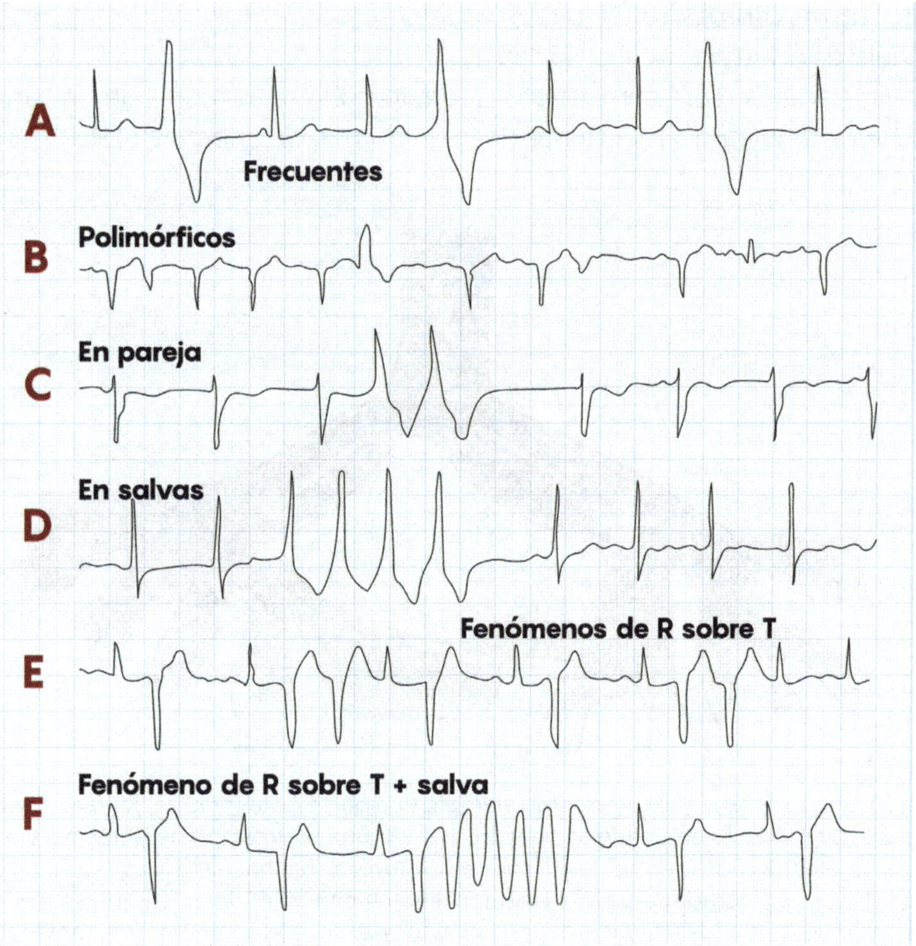

Figura 50. En esta imagen se explica los diferentes tipos de presentación del CVP de acuerdo a la clasificación de Lown (Adaptada de Bayés de Luna, 2014).

FENÓMENO DE REENTRADA

Circuitos:

Se caracterizan por un conjunto de fibras pequeñas (Microreentrantes) o grandes (Macroreentrantes) que llegan a reestimular de una manera más precoz a las aurículas en comparación con la conducción fisiológica por parte del nodo sinusal.

Microreentrantes

Estas arritmias se caracterizan por una aparición episódica y/o aislada, aunque con una suficiente energía derivada por alguna otra causa (por ejemplo, un foco ectópico) pueden lograr reestimular lo suficiente como para desencadenar una taquiarritmia.

-CAP evoluciona a Taquicardia Supraventricular (TSV)

-CVP a Taquicardia Ventricular (TV)

Macroreentrantes

Estas arritmias se caracterizan por tener un periodo de duración más estable que las arritmias desencadenadas por los circuitos Microreentrantes y tienen mayor riesgo de evolucionar a arritmias letales.

- Ventriculares (fibrosis postinfarto)
- Auriculares (Flutter)
- Nodales-Taquicardias paroxísticas [Taquicardia reentrante de la unión exclusiva (TRU-E) y taquicardia reentrante de la unión por vía anómala (TRU-VA)]

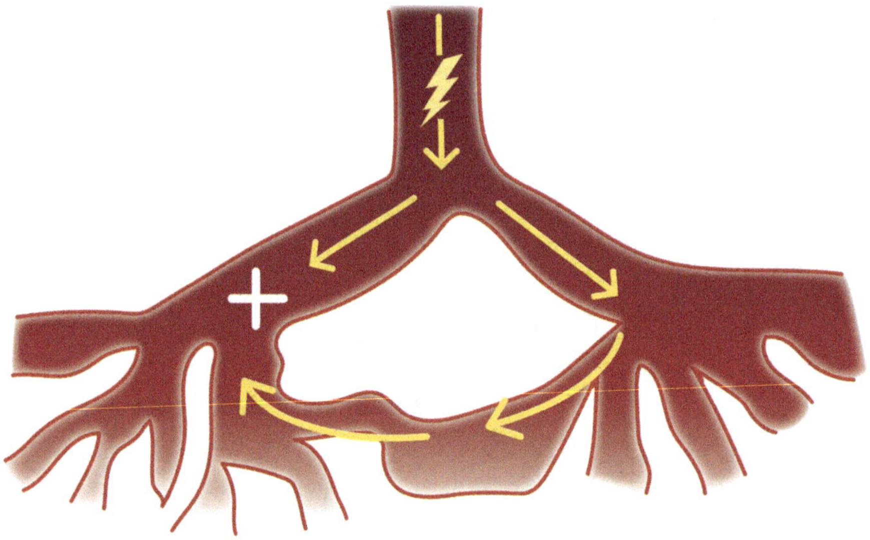

Figura 51. En esta imagen se toma como ejemplo una parte de las vías de conducción del SEC en aurícula o ventrículo en donde se puede observar una bifurcación de fibras nerviosas con un impulso eléctrico descendiente de forma fisiológica (flechas amarillas). Cuando una de estas ramas se ve afectada se crea un bloqueo unidireccional (es decir, el impulso eléctrico no podrá pasar de forma "descendiente" pero sí de forma "ascendente") y por lo tanto las ramas colaterales intentarán recuperar la zonas no estimuladas hasta llegar al punto de transmisión del impulso eléctrico inicial para volver a estimular de forma descendiente creando un "ciclo de reentrada", llamándole a esto el "fenómeno de reentrada". (Durán García 2022).

Caso clínico 8

Masculino de 59 años con diagnóstico de base de insuficiencia cardíaca congestiva + glomerulonefritis (de 10 años de evolución ambas). El paciente no recuerda qué medicamentos toma con precisión. Acude a urgencias refiriendo edema de miembros inferiores.

¿Qué arritmia puedes observar en el electrocardiograma?

A) Flutter Auricular
B) Fibrilación Ventricular
C) Taquicardia Supraventricular
D) Ritmo Idioventricular

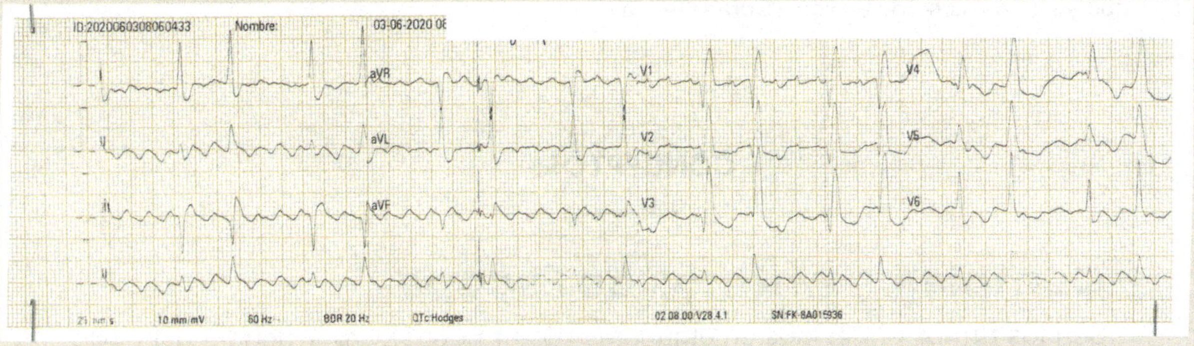

Figura 52. ECG original utilizado para caso clínico 8. (Castañeda López Jorge 2020).

ARRITMIAS PASIVAS

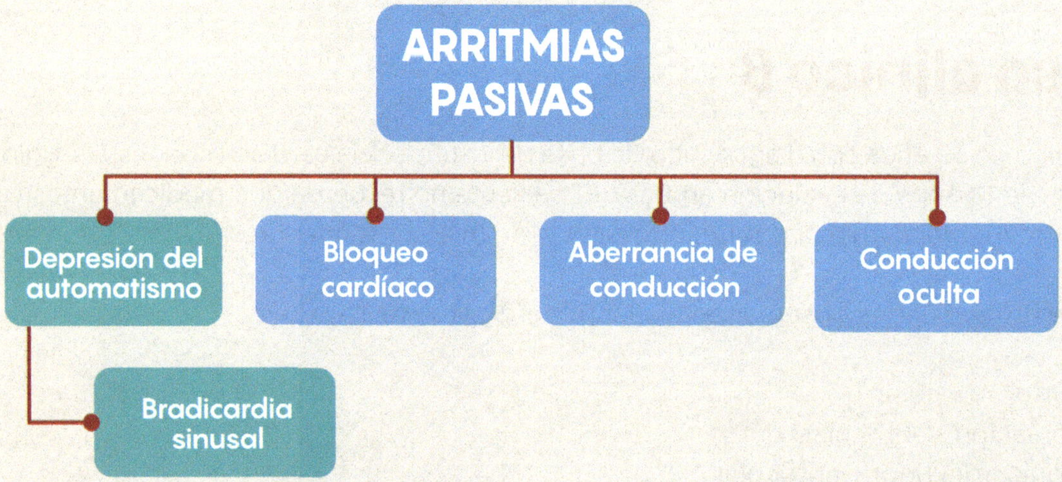

Figura 53. Esquema utilizado para explicar la clasificación de las arritmias pasivas de acuerdo con su mecanismo de acción. (Durán García 2022).

CONCEPTOS:

Complejos y ritmos de Escape

Son los ritmos originados en alguna estructura del SEC por debajo del nodo sinusal, entre ellos principalmente podemos encontramos:

- Ritmo Nodal (Ritmo de la Unión AV): es el ritmo caracterizado por mantener una frecuencia cardíaca entre 40-60 lpm proveniente del Nodo AV.
- Ritmo de Escape Ventricular: es el ritmo caracterizado por mantener una frecuencia cardíaca entre 30-40 lpm proveniente de las fibras de Purkinje.

BLOQUEOS A-V

1er. grado. Intervalo **"P-R"** prolongado (>0.12 s). El impulso puede ser retrasado en cualquiera de las estructuras del SEC, que incluyen las aurículas e incluso principios del tronco del haz de His que NO involucren la despolarización ventricular. (el intervalo "P-R" siempre estará prolongado con la misma duración y posteriormente siempre habrá despolarización ventricular normal).

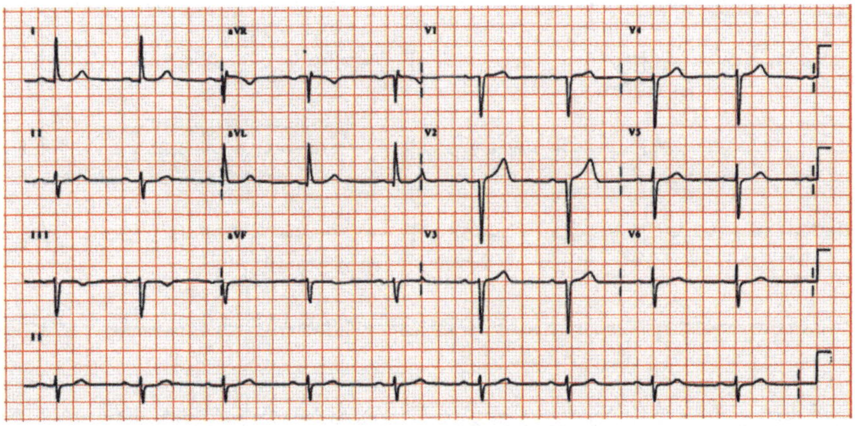

Figura 54. En este ECG se observa una bradicardia con prolongación del intervalo P-R, hallazgo característico de un bloqueo de 1er. grado. (Creative Commons, 2022; consultar la referencia completa en el apartado correspondiente a partir de la página 95).

2.° grado. Mobitz 1. **"El intervalo P-R"** crece progresivamente hasta el bloqueo del QRS.

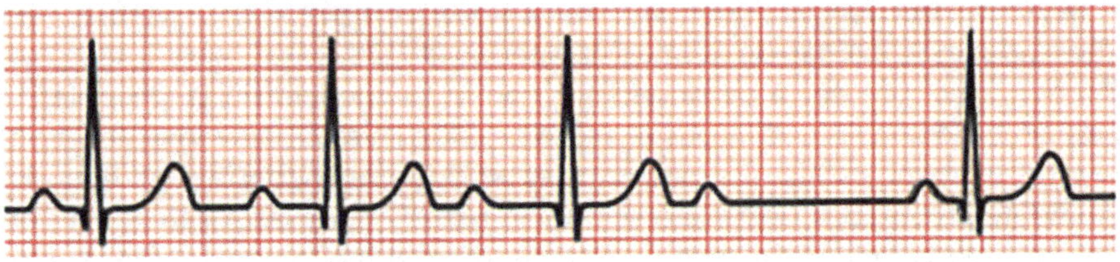

Figura 55. En este ECG se observa el hallazgo característico del bloqueo de 2.° grado, tipo Mobitz 1. Existe un aumento del intervalo P-R cada vez mayor en cada ciclo cardíaco hasta el bloqueo ventricular (omisión del complejo QRS) en una ocasión para después reiniciar el ciclo con los hallazgos previamente explicados (fenómeno de Wenckebach). (Creative Commons, 2022; consultar la referencia completa en el apartado correspondiente a partir de la página 95).

-Mobitz 2. **"Intervalo P-R"** constante + bloqueo del QRS.

¿Cómo te imaginas que se vea el bloqueo?

3er. grado. Disociación A-V. Escape de la unión [Bloqueo por encima del haz de His (en aurículas)].

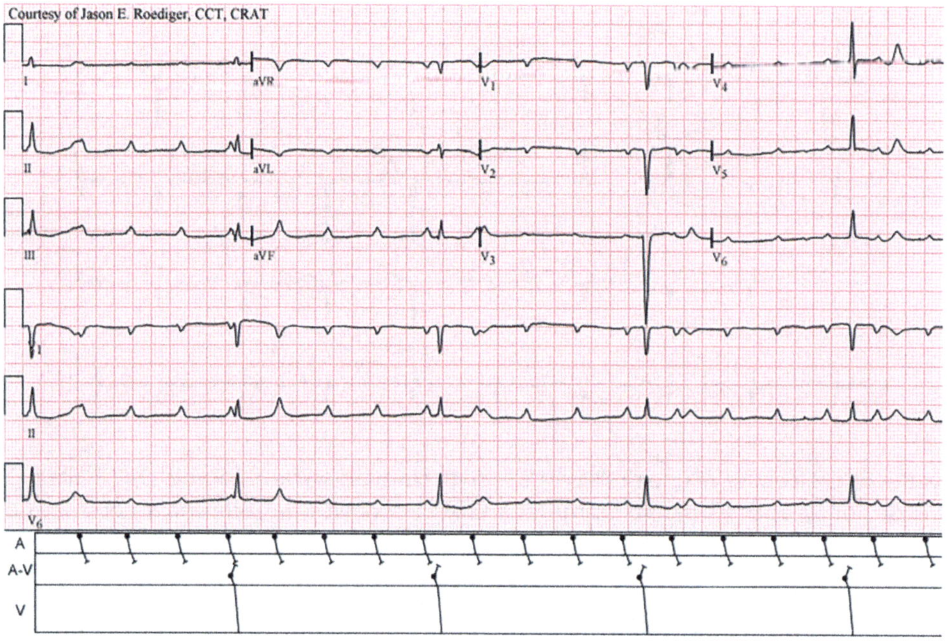

Figura 56. En este ECG se observa un ejemplo de un bloqueo AV de 3° grado o completo. Se observa que las ondas P llevan su frecuencia y a su vez, también el complejo QRS, pero no están relacionados (sincronizados), nos podemos ayudar de la imagen inferior al ECG para orientarnos con la frecuencia de la despolarización auricular (presencia de onda P) y con la frecuencia de la despolarización ventricular (complejo QRS) de acuerdo con las Dvs largas (en esta ocasión Dvs: V1, DII y V6). El encontrar esta arritmia con un complejo QRS estrecho (<0.12 s) explica que el bloqueo se encontrará en el nodo AV, por lo tanto no se verá directamente afectado la despolarización ventricular y gracias a esto se le nombra bloqueo de 3er. grado con "escape de la unión". Se recomienda imprimir al menos una Dv larga para poder analizar adecuadamente las características de esta arritmia. (Creative Commons, 2022; consultar la referencia completa en el apartado correspondiente a partir de la página 95).

3er. grado. Disociación A-V. Escape Ventricular [bloqueo de 3er. grado por debajo del haz de His (en los ventrículos)].

¿Cómo te imaginas que se vería este bloqueo?

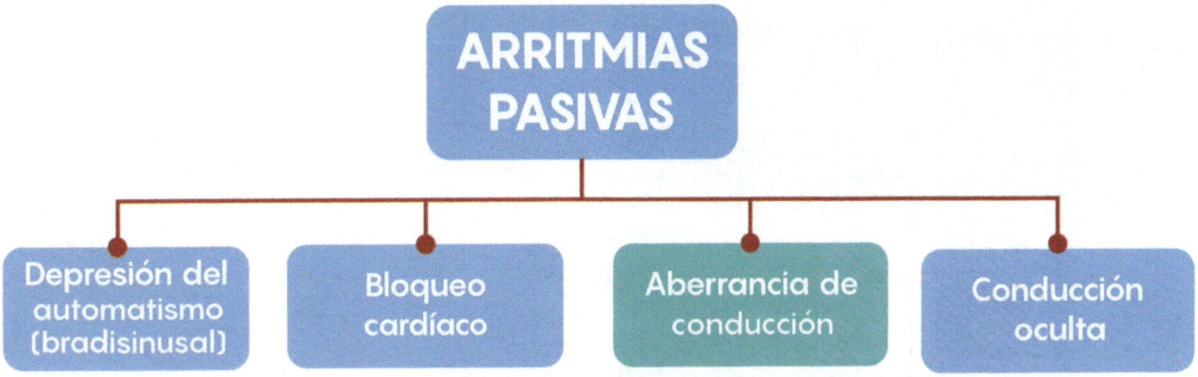

Figura 53.1. Esquema utilizado para explicar la clasificación de las arritmias pasivas de acuerdo con su mecanismo de acción. (Durán García 2022).

ABERRANCIA DE CONDUCCIÓN

Es la distribución anormal y transitoria de un impulso supraventricular por los ventrículos, y puede ser:

1. Auricular
2. Ventricular: suelen aberrar los CVP
   - Fenómeno de ASHMAN, que es casi la única causa de QRS ancho aislado por conducción aberrante.
   - Se ve un intervalo R-R largo seguido de uno corto que termina con QRS aberrante.
   - Se observa frecuentemente asociado a BRDHH.
   - Ausencia de pausa compensatoria.

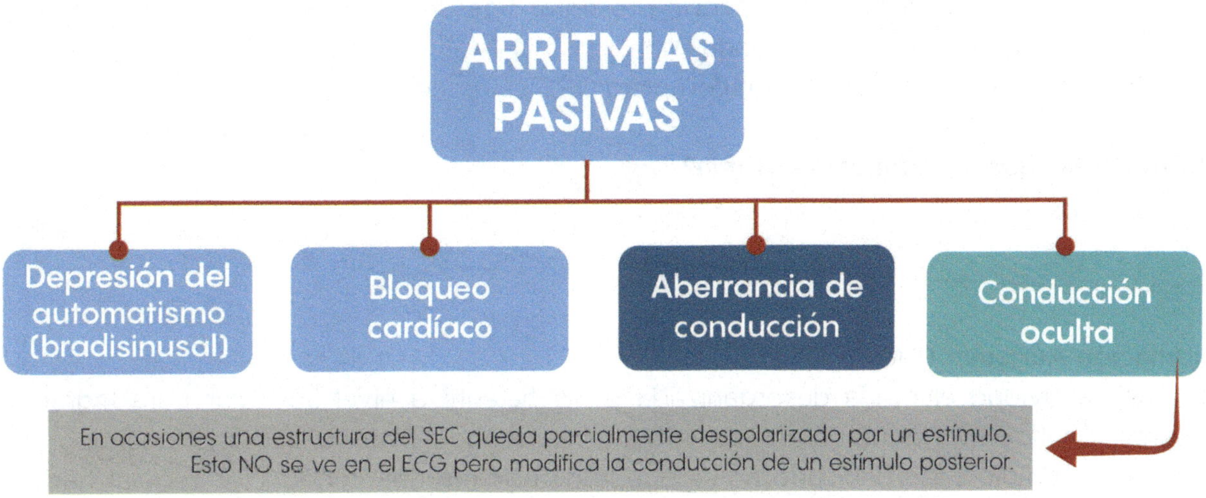

Figura 53.2. Esquema utilizado para explicar la clasificación de las arritmias pasivas de acuerdo con su mecanismo de acción. (Durán García 2022).

ARRITMIAS SUPRAVENTRICULARES

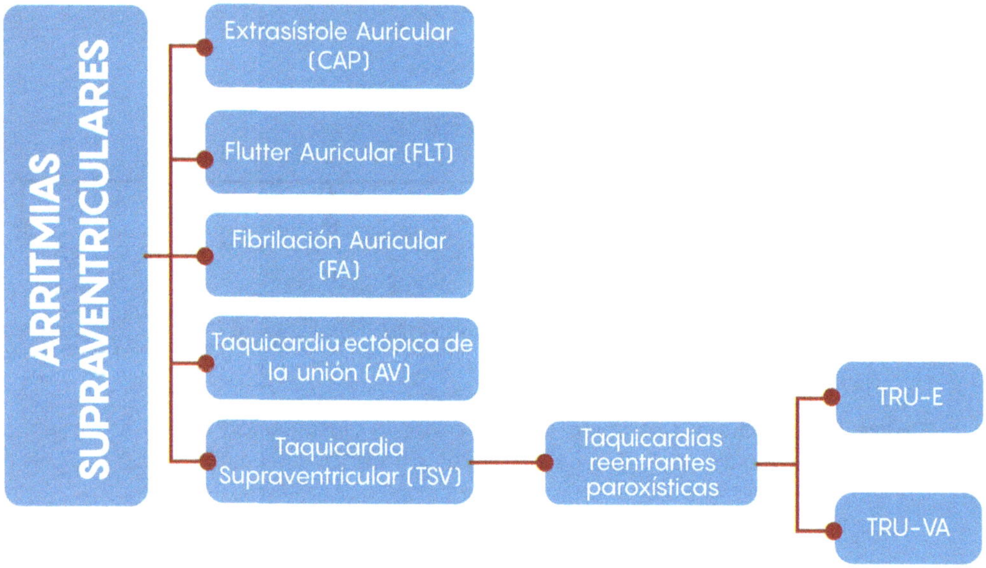

Figura 57. Esquema que nos ayuda a identificar las diferentes arritmias de origen supraventricular. (Durán García 2022).

Extrasístole Auricular (complejo auricular prematuro, extrasistolia auricular, extrasístole supraventricular). Explicada previamente.

Flutter Auricular (FLT)

- La frecuencia cardíaca del Flutter auricular por lo general puede variar de 150-300 lpm con una relación 2:1 o 3:1 (2 o 3 patrones en “dientes de sierra” seguido de una despolarización ventricular normal (QRS estrecho o <0.12 s).
- Se caracteriza por un “patrón en dientes de sierra” donde se puede entender como una actividad eléctrica a nivel auricular lo suficientemente organizada para representar en el ECG unas ondas similares y repetitivas (ondas “F”) previo al complejo QRS; pero no lo suficientemente organizadas para representar una despolarización auricular adecuada (no se puede identificar una onda P).
- Patrón de ritmo REGULAR con complejo QRS estrecho.

¿Cómo crees que se vería esta arritmia?

Fibrilación Auricular (FA)

Hay una actividad eléctrica desorganizada e insuficiente a nivel auricular para lograr una contracción, razón por la cual no se puede identificar una onda “P” en el trazo electrocardiográfico. Con este estímulo desorganizado no se puede determinar una conducción regular hacia los ventrículos. Esto explica que el patrón del ritmo sea irregular.

- No hay ondas “P”, solo se pueden observar ondas f (ondas de fibrilación)
- Complejo QRS estrecho
- Patrón Irregular

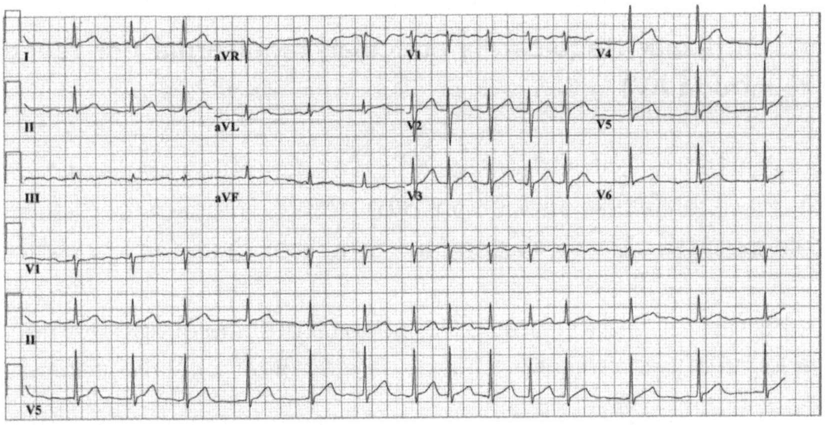

Figura 58. ECG de 12 Dvs donde no se puede visualizar una onda P adecuada y se identifica un ritmo irregular (los intervalos R-R no son equidistantes) principalmente en las Dvs largas (Dvs: V1, DII y V5). Hallazgos ECG compatibles con una fibrilación auricular. (Creative Commons, 2022; consultar la referencia completa en el apartado correspondiente a partir de la página 95).

Además, tanto en el Flutter como en la FA se pueden clasificar de acuerdo con su frecuencia cardíaca en Flutter/FA de respuesta ventricular lenta (si es <60 lpm), media (frecuencia cardíaca entre 60-100 lpm) o rápida (si es >100 lpm).

Taquicardia ectópica de la unión

El origen del problema es el nodo AV, estando constantemente estimulado provoca taquicardias que en ocasiones no hay hallazgos ECG identificados inicialmente y en algunas otras situaciones especiales pudiéramos ver algunas características que nos orientan al Dx ECG de esta arritmia, tales como:

- Pudiera provocar disociación AV.
- Es usualmente asociado a intoxicación por digital, o a alguna cardiopatía en la infancia.
- Su ritmo de base puede ser sinusal/FA/FLT.
- En ocasiones puede provocar que una FA de respuesta ventricular rápida tenga un patrón REGULAR y en el caso de un FLT se puede observar variabilidad en la morfología de las ondas “F” así como en el intervalo “F-R” (ondas “F” con respecto al próximo complejo QRS) en cada ciclo cardíaco (Bayés de Luna, 2014).

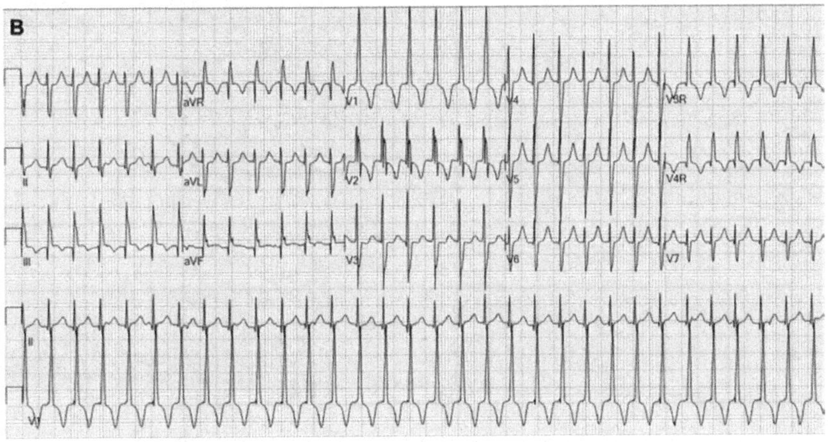

Figura 59. ECG de una paciente femenino de 02 meses de edad con hallazgos ECG sugerentes de taquicardia ectópica de la unión (Creative Commons, 2022; consultar la referencia completa en el apartado correspondiente a partir de la página 95).

Taquicardia supraventricular (taquicardia auricular, taquicardia por reentrada nodal AV y taquicardia por reentrada AV)

Son taquicardias reentrantes paroxísticas donde el reestímulo puede provenir por: **a)** estructuras únicamente del sistema de conducción, o **b)** por los miocitos cardíacos de forma generalizada (de aurícula a ventrículo y viceversa), así como por **c)** un foco ectópico a nivel auricular.

He ahí la razón de los diferentes nombres que hacen referencia al tipo de mecanismo de acción y que al final concluyen con las mismas características electrocardiográficas.

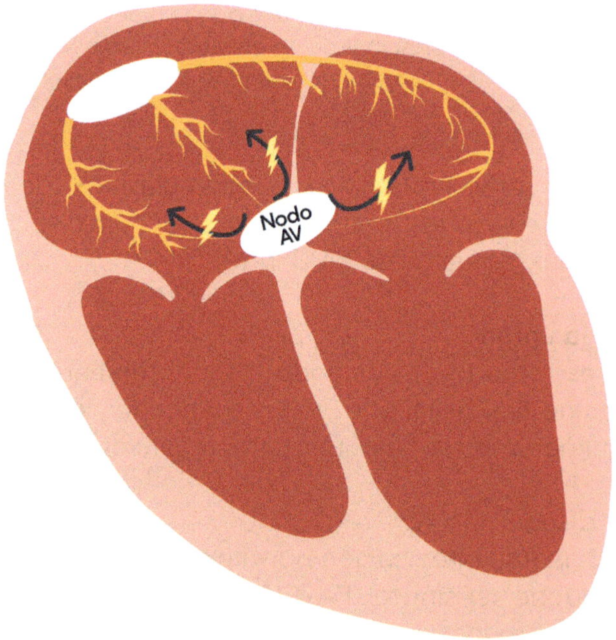

Figura 60. Imagen original donde se observa una reestimulación anómala de las aurículas (flechas negras) a partir del nodo AV. (Durán García 2022).

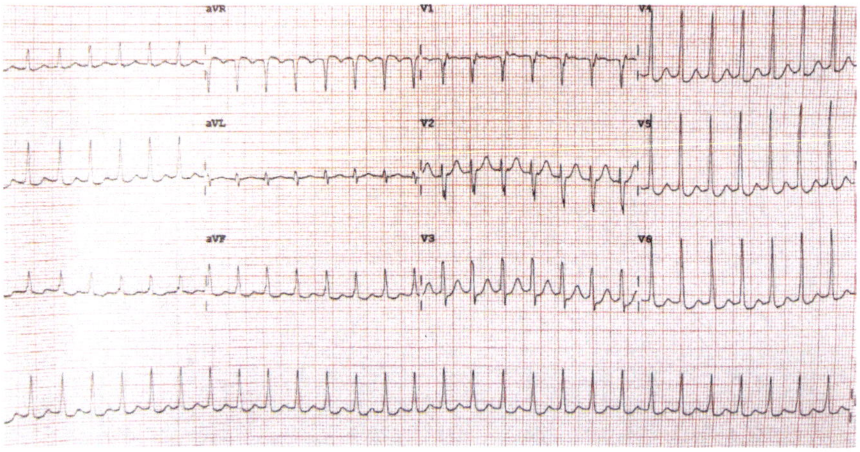

Figura 61. ECG con frecuencia aproximadamente de 180 lpm y con hallazgos sugerentes de TSV (QRS <0.12 s, patrón regular). Tome en cuenta que la onda P puede que sí y que no aparezca, esto dependerá de la frecuencia cardíaca de la taquiarritmia. (Creative Commons, 2022; consultar la referencia completa en el apartado correspondiente a partir de la página 95).

Por otro lado, se puede subdividir en 2 tipos de acuerdo con su vía de estimulación:

1. Taquicardia reentrante de la unión exclusiva (TRU-E)

Se caracteriza por tener una onda "P" oculta en el QRS. Aunque puede depender del estado clínico del paciente y de su frecuencia cardíaca. Con una taquicardia extrema, se pueden a llegar a perder las "P"; en cambio, con una taquicardia de 155 lpm, por ejemplo, se alcanzarían a distinguir las ondas "P".

2. Taquicardia reentrante de la unión por vía anómala (TRU-VA)

Se caracteriza por una reestimulación debida a una alteración en una vía de conducción "anómala" (de ahí el nombre y la diferencia de la arritmia) a nivel auricular independientemente de la causa. El hallazgo ECG que pudiéramos observar es que hay una onda P separada del QRS con una conducción eléctrica "ortodrómica" (descendiente de manera fisiológica) o antidrómica (ascendente o anómala), dependiendo el caso y gravedad de cada paciente.

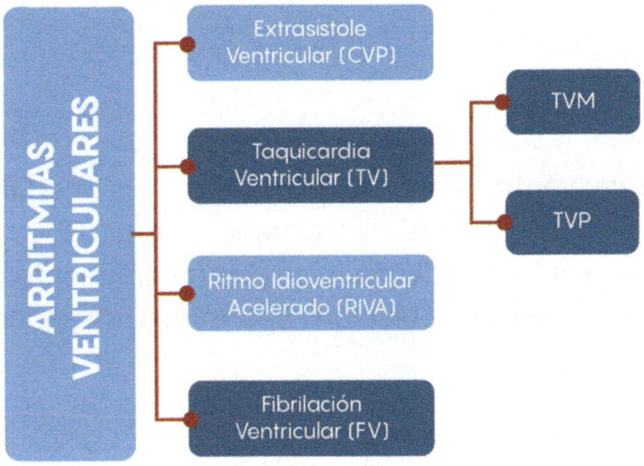

Figura 62. Imagen original que nos ayuda a visualizar la clasificación de las arritmias ventriculares. (Durán García 2022).

ARRITMIAS VENTRICULARES

Extrasístole ventricular o complejo ventricular prematuro (CVP). Ya explicado anteriormente.

Taquicardia Ventricular (TV)

Se puede reconocer por tener un "QRS" >0.12 s. También se puede dividir en 2 subtipos según su patrón de ritmo: regular o polimórfica (irregular).

Además es importante corroborar si tiene pulso el paciente, ya que, de no ser así, estas arritmias son mortales y se tendría que considerar la desfibrilación precoz, así como la reanimación cardiopulmonar (RCP).

- **TV Monomórfica (Regular)**

  Se caracteriza por tener un patrón de ritmo REGULAR.

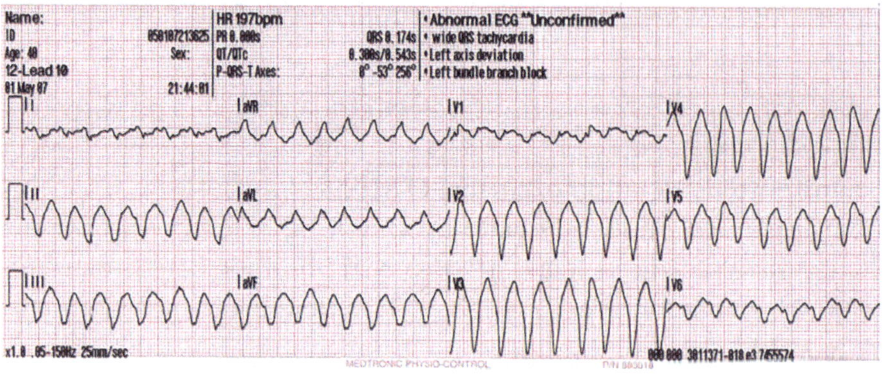

Figura 63. ECG con frecuencia cardíaca de 197 lpm aproximadamente, con hallazgos característicos [Taquicardia, QRS ancho (>0.12 s) y Ritmo regular] de una Taquicardia Ventricular Monomórfica (TVM). (Creative Commons, 2022; consultar la referencia completa en el apartado correspondiente a partir de la página 95).

- **TV Polimórfica (Irregular), también conocida mayormente como "Torsade de Pointes"**
  Se caracteriza por tener un patrón de ritmo Irregular.

¿Cómo crees que se vería esta arritmia?

Ritmo Idioventricular acelerado (RIVA)

Se considera RIVA cuando tiene una morfología ventricular y complejos de fusión (**QRS** descritas como la fusión entre un QRS estrecho y uno ancho). La frecuencia de un RIVA es <100 lpm. Este ritmo es temporal y se puede llegar a observar después de un procedimiento de cateterismo cardíaco o incluso posterior de un retorno de la circulación espontánea secundario a un paro cardíaco.

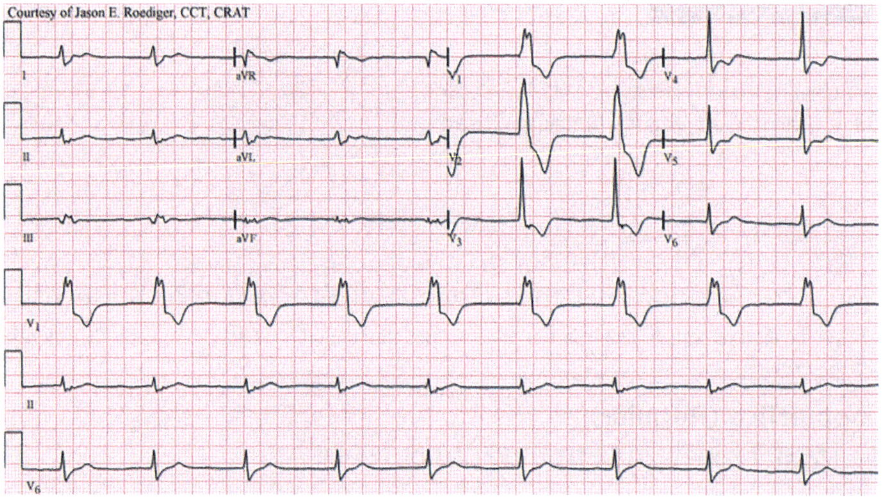

Figura 64. ECG representativo de un RIVA. (Creative Commons, 2022; consultar la referencia completa en el apartado correspondiente a partir de la página 95).

Fibrilación Ventricular (FV)

Representa un ritmo caótico, donde el paciente, por su mecanismo de acción, presenta una arritmia incompatible con la vida, razón por la cual el paciente no va a presentar pulso clínicamente. Dependiendo de la etapa del paro cardíaco el paciente puede presentar a) FV gruesa (con estridor, donde la actividad eléctrica se ve representada con un trazo electrocardiográfico más grande) o b) FV fina (donde por el tiempo más prolongado de paro cardíaco del paciente, el trazo electrocardiográfico empieza a volverse más pequeño) con tendencia a evolucionar a la asistolia.

a) FV gruesa

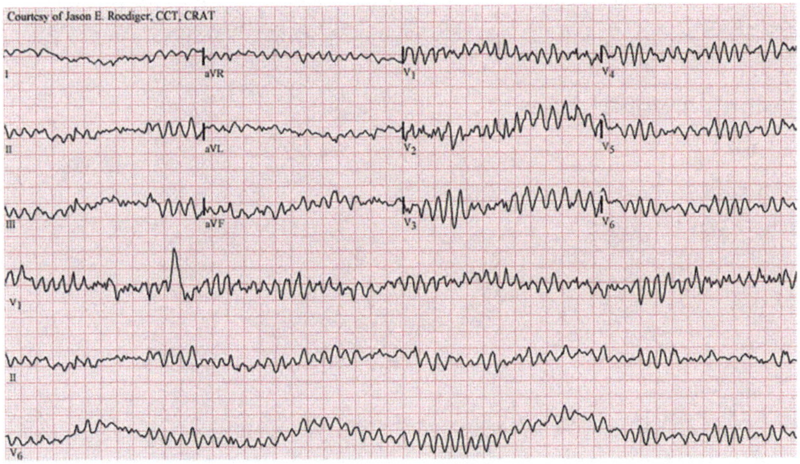

Figura 65. ECG representativo de una FV con estridor (FV Gruesa), no hay posibilidad de distinguir alguna onda, complejo, intervalo o segmento de acuerdo con el ciclo cardíaco fisiológico del corazón. NOTA: Se debe comprobar clínicamente el pulso del paciente y si se comprueba su ausencia, iniciar maniobras de RCP. (Creative Commons, 2022; consultar la referencia completa en el apartado correspondiente a partir de la página 95).

b) FV fina

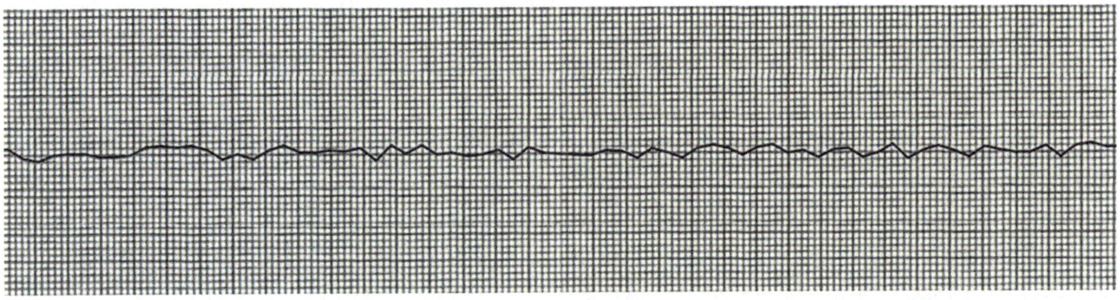

Figura 66. ECG representativo de una FV fina. Esta arritmia nos indica que el paciente ya tiene más tiempo en paro cardíaco (en comparación con la FV gruesa) y que tiene mayor riesgo de progresar a una asistolia. NOTA: Se recomienda observar detenidamente el monitor de ECG ya que se pudiera confundir con una asistolia. (Creative Commons, 2022; consultar la referencia completa en el apartado correspondiente a partir de la página 95).

Caso clínico 9

Mujer de 79 años que acude a urgencias por sentir "palpitaciones que la despertaron del sueño". Siendo las 5:20 a. m. se decide abordar con la secuencia ABC obteniendo únicamente frecuencia cardíaca de 200 lpm y frecuencia respiratoria de 28 rpm. El resto, sin alteraciones. Se toma el siguiente electrocardiograma.

¿Qué arritmia puedes encontrar?

A) Taquicardia multifocal ventricular
B) Torsade de pointes
C) Fibrilación Auricular
D) Taquicardia Supraventricular

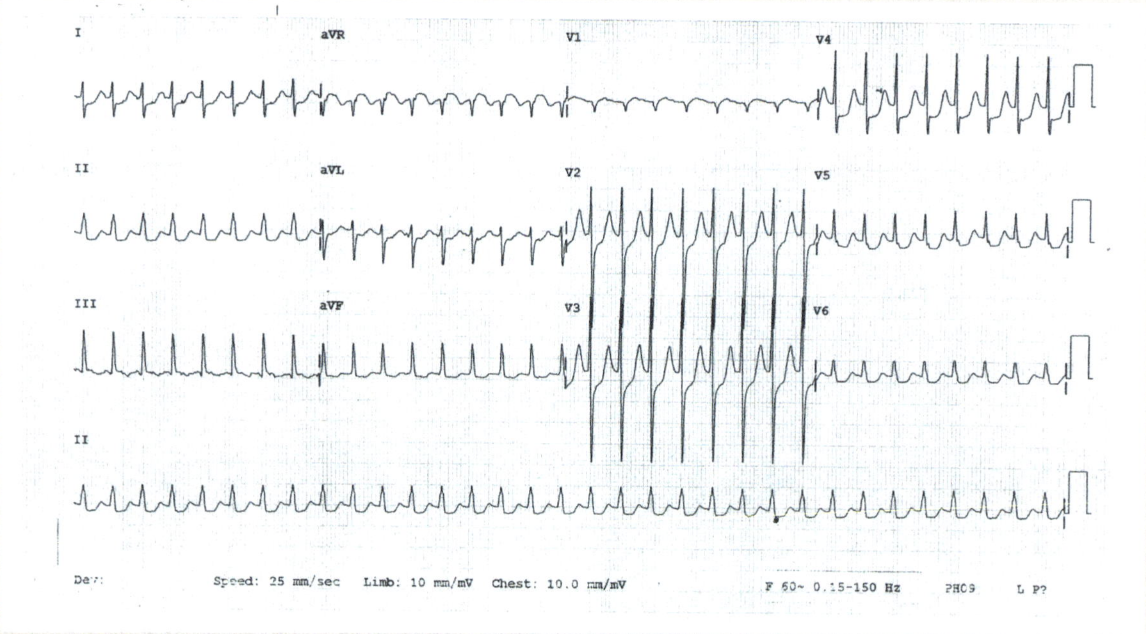

Figura 67. ECG original utilizado para caso clínico 9. (Castañeda López Jorge 2020).

Caso clínico 10

Mujer de 59 años de edad, abogada penalista que acude a urgencias refiriendo dolor retroesternal de 2 horas de evolución acompañado de descarga adrenérgica (diaforesis, palidez, taquicardia, etc.). Al llevarla a una camilla en urgencias pierde el estado de consciencia. Se comprueba paro cardiorrespiratorio. Al minuto después se tiene listo monitor y se obtiene el siguiente trazo electrocardiográfico.

¿Qué arritmia se muestra en el electrocardiograma impreso?

A) Fibrilación Auricular
B) Fibrilación Ventricular
C) Taquicardia supraventricular
D) Taquicardia nodal

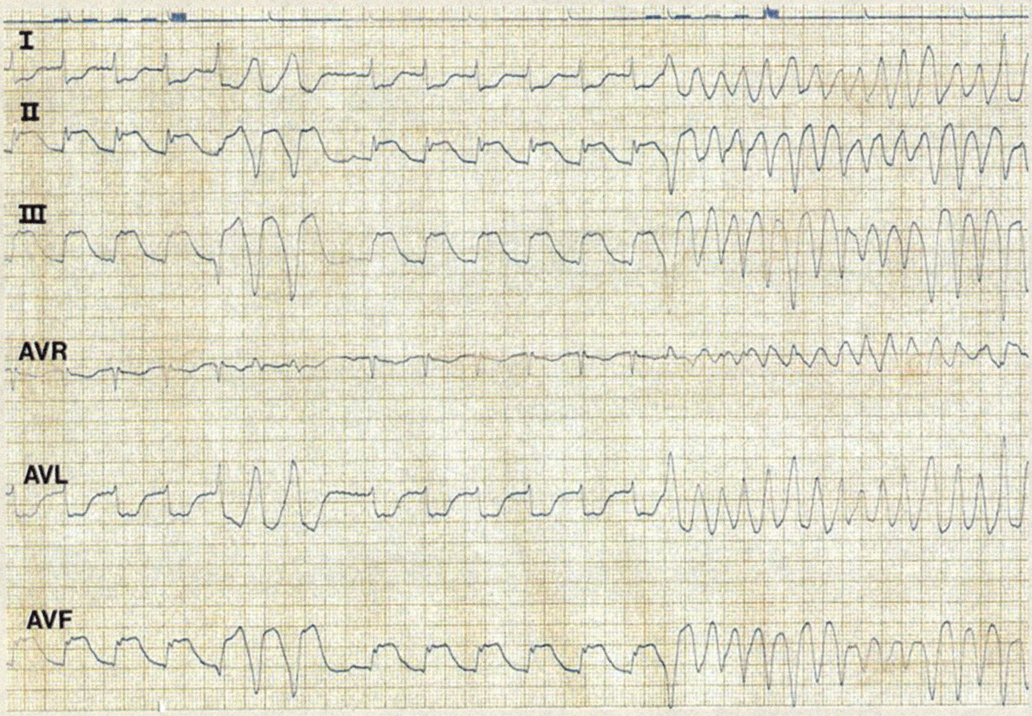

Figura 68. ECG utilizado para caso clínico 10. (Creative Commons, 2022; consultar la referencia completa en el apartado correspondiente a partir de la página 95).

Caso clínico 11

Masculino de 23 años de edad, atleta de alto rendimiento (nadador profesional), que acude a urgencias refiriendo palpitaciones en ocasiones, las cuales en estos últimos días han ido aumentando en frecuencia de aparición. Como único antecedente de importancia refiere que ha estado ingiriendo un licuado nuevo que su compañero le ha estado preparando en los últimos 10 días. Se decide tomar el siguiente electrocardiograma.

¿Qué arritmia presenta el paciente?

A) Flutter Auricular
B) Fibrilación Auricular
C) Taquicardia supraventricular de respuesta ventricular rápida
D) Taquicardia ventricular monomórfica

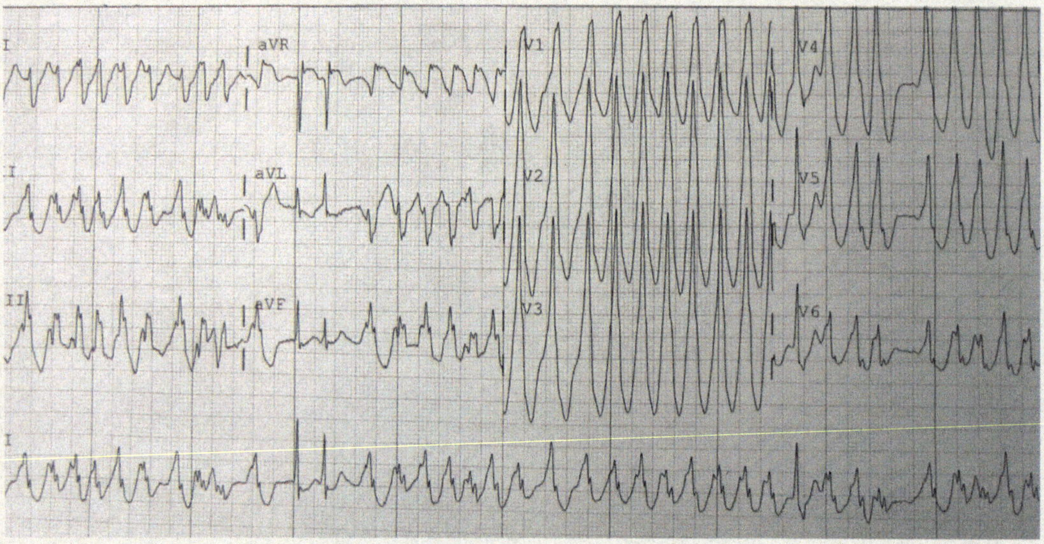

Figura 69. ECG utilizado para caso clínico 11. (Creative Commons, 2022; consultar la referencia completa en el apartado correspondiente a partir de la página 95).

Caso clínico 12

Mujer de 62 años con antecedentes de hipertensión arterial sistémica (HAS) de 10 años de evolución sin control regular, así como 2 infartos previos hace 2 y 3 años, respectivamente. Acude a urgencias por dificultad respiratoria y al abordaje inicial se observa una bradicardia y una presión arterial de 140/90 mmHg. Resto, sin alteraciones; motivo por el cual se decide tomar el siguiente electrocardiograma.

¿Cuál es la siguiente arritmia que puedes identificar en el trazo electrocardiográfico?

A) Bradicardia sinusal
B) Bradicardia con bloqueo AV completo
C) Ritmo bradicárdico aberrante
D) Bradicardia con bloqueo AV de 2°grado tipo Mobitz 1

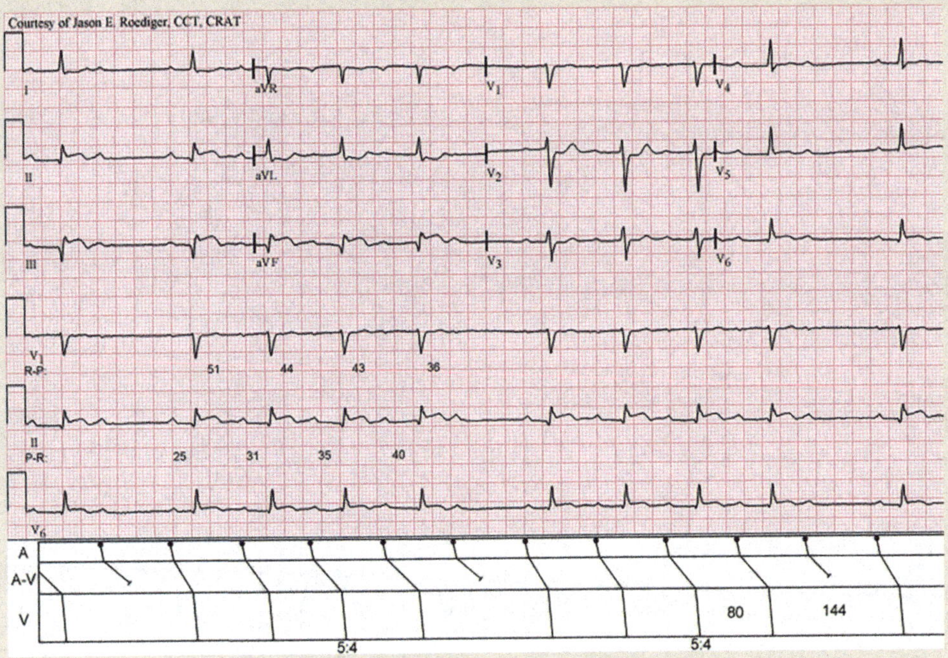

Figura 70. ECG utilizado para caso clínico 12. (Creative Commons, 2022; consultar la referencia completa en el apartado correspondiente a partir de la página 95).

Caso clínico 13

Masculino de 38 años en abordaje diagnóstico de insuficiencia renal acude a urgencias traído en ambulancia por aparente alteración del estado de consciencia. Al ingreso a urgencias no se identifican signos vitales y se inicia protocolo de reanimación cardiopulmonar. Al estar listo el monitor se decide analizar e imprimir el siguiente trazo electrocardiográfico.

<u>¿Qué arritmia logras identificar en el siguiente trazo electrocardiográfico?</u>

A) Taquicardia Supraventricular
B) Ritmo sinusal
C) TV (posible torsade de pointes)
D) Flutter Auricular

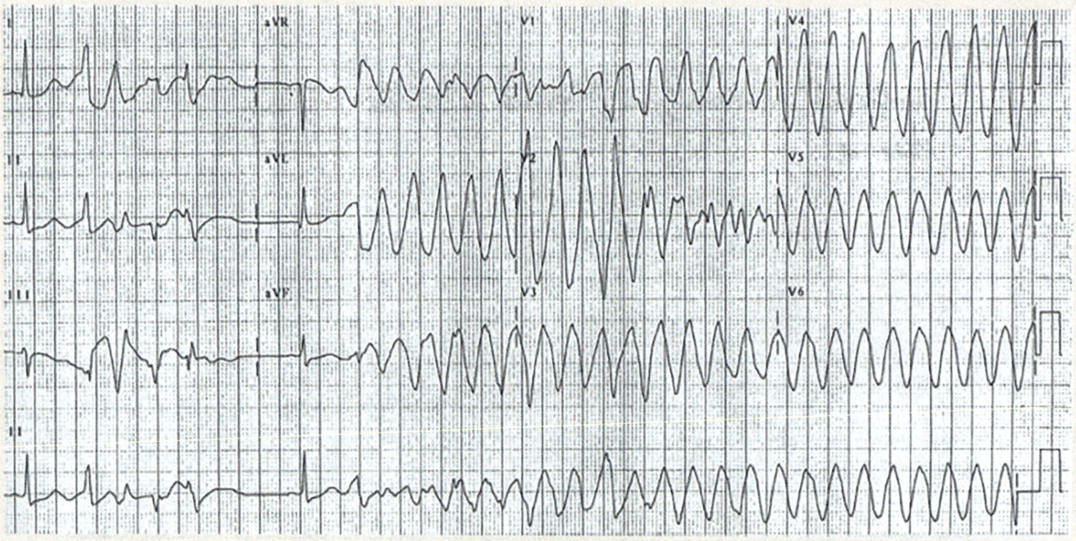

Figura 71. ECG utilizado para caso clínico 13. (Creative Commons, 2022; consultar la referencia completa en el apartado correspondiente a partir de la página 95).

Caso clínico 14

Femenino de 27 años de edad, Gesta 1, Para 1, en puerperio inmediato de 2 horas de evolución, acude a urgencias en ambulancia refiriendo parto fortuito, en el cual se presentó hemorragia obstétrica importante a la hora del parto. Como antecedentes de importancia se refiere toxicómana positiva a cocaína de 6 años de evolución (último uso hace 5 días) y además no llevó control prenatal. Se inicia abordaje con secuencia ABC, reanimación hídrica y control de hemorragias. Al estabilizar la presión arterial se decide tomar el siguiente electrocardiograma.

<u>¿Qué arritmia puedes observar de acuerdo con los acontecimientos en la paciente?</u>

A) Taquicardia Ventricular Polimórfica
B) Flutter Auricular
C) Fibrilación Auricular de respuesta ventricular rápida
D) Taquicardia Supraventricular

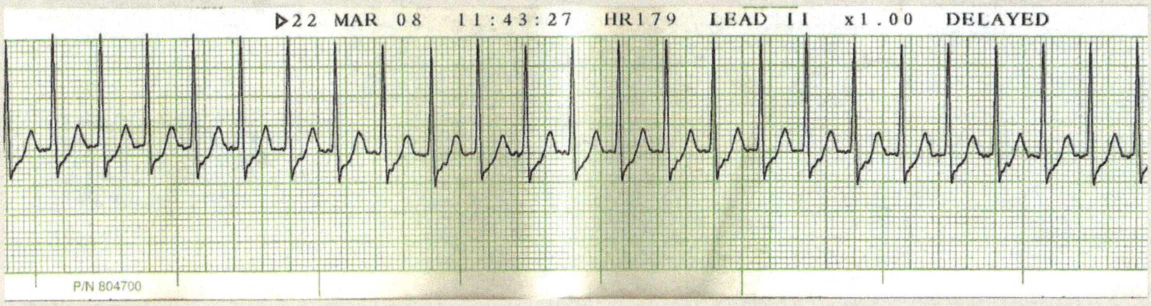

Figura 72. ECG utilizado para caso clínico 14. (Creative Commons, 2022; consultar la referencia completa en el apartado correspondiente a partir de la página 95).

11. Relación clínica-ECG

1. Dolor Torácico (isquémico y NO isquémico) (Pericarditis, TEP)

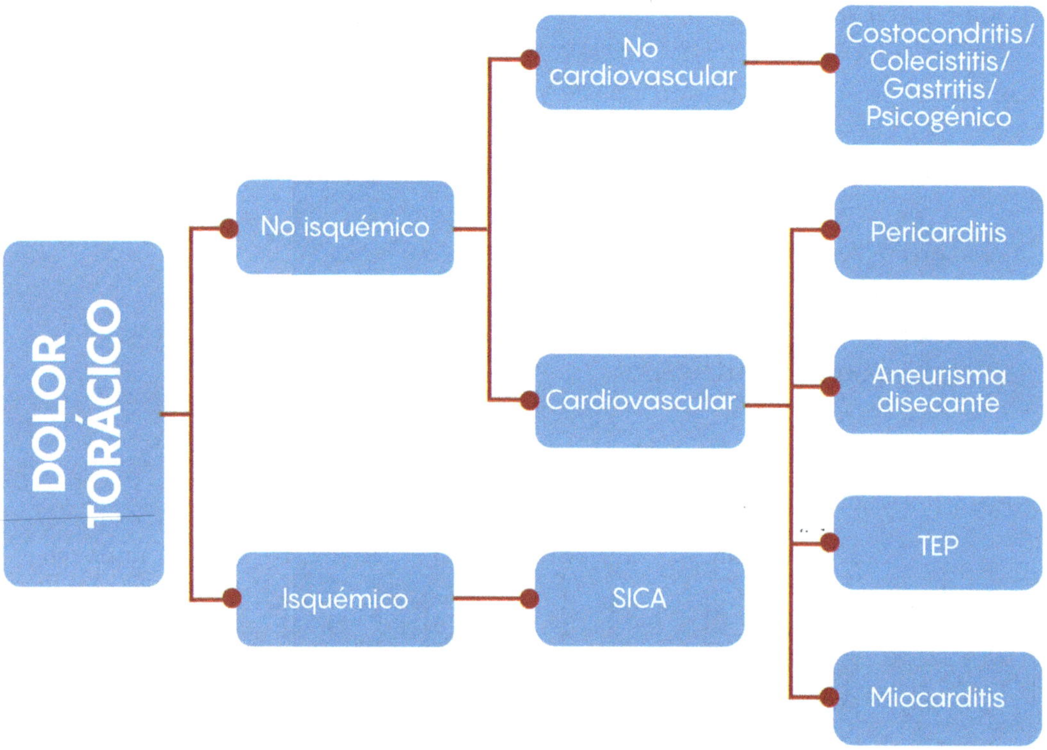

Figura 73. Esquema que nos ayuda a encontrar el origen de un dolor torácico orientado a una emergencia, ya sea isquémica o no isquémica. (Adaptada de Bayés de Luna, 2014).

CUADRO DIFERENCIAL ENTRE DIAGNÓSTICOS DE DOLOR TORÁCICO

	SICA	PERICARDITIS	ANEURISMA DISECANTE	TEP	MIOCARDITIS
Antecedentes de infección respiratoria	✗	✓	✗	✗	✗
Características de dolor	Anginoso, precordial	Precordial que aumenta con la respiración	Predomina dolor en espalda	Disnea > que DOLOR (se conoce sedentario)	DISNEA > que dolor
Electrocardiograma (ECG)	IMEST O IMSEST	1. Puede tener aumento del ST en fase inicial 2. Evolución a T negativa 3. Elevación del segmento PR en AVR y descenso en DIII	No hay imagen típica en ECG	Frecuentemente: · TS, T(-) en V1-V3 · A veces BRD · Patrón de McGINN WHITE	· TS · Bajo voltaje · Alteración de la repolarización
Biomarcadores (cTn)	Pueden ser normales o estar aumentadas	Generalmente normales	La mayoría (-)	Generalmente (-)	Generalmente (+)
Evolución	Depende del Tx	Buena seguida de onda T negativa por disminución de la afección subepicárdica	Mala, cirugía urgente	Mala si es masiva	Variable

Figura 74. Tabla que nos ayuda a identificar los diagnósticos diferenciales de dolor torácico. (Adaptada de Bayés de Luna, 2014).

Pericarditis

<u>Cuatro fases:</u>

1. Estadio 1. Al principio se puede encontrar un segmento ST de forma convexa con respecto a la línea isoeléctrica.
2. Estadio 2. El segmento ST irá descendiendo y la onda T se irá aplanando, ambos hasta llegar a la línea isoeléctrica.
3. Estadio 3. La onda T se encuentra totalmente negativa.
4. Estadio 4. Hay resolución de los hallazgos ECG (ECG normal).

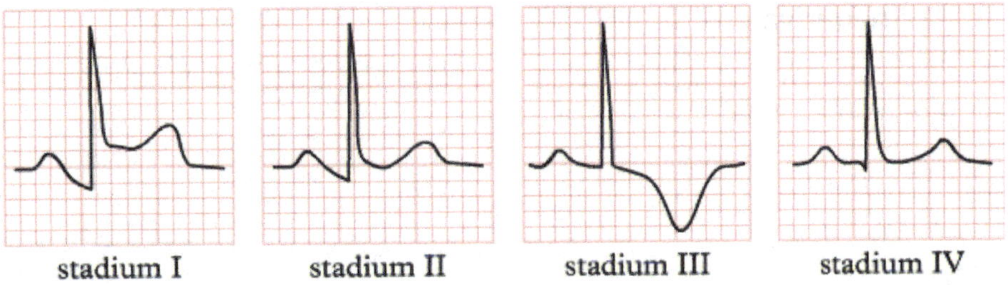

Figura 75. Ilustraciones que nos muestran los diferentes estadios de la pericarditis previamente explicados. (Creative Commons, 2022; consultar la referencia completa en el apartado correspondiente a partir de la página 95).

2. Disnea

La disnea aislada es difícil de evaluar. En este apartado se considerará evaluar la disnea como síntoma que forma parte de alguna patología de afectación cardiopulmonar como lo puede ser una tromboembolia pulmonar (TEP).

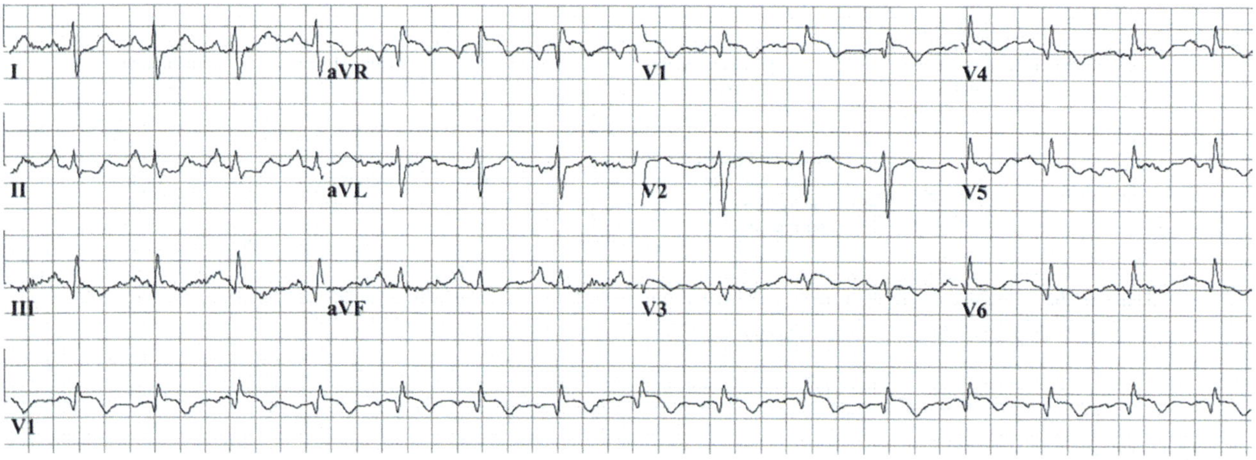

Figura 76. ECG de 12 Dvs de un paciente masculino de 76 años con TEP y con hallazgos electrocardiográficos compatibles con el "patrón de McGinn White" (SI, QIII, TIII). (Creative Commons, 2022; consultar la referencia completa en el apartado correspondiente a partir de la página 95).

En el electrocardiograma se puede observar morfología McGinn White (SI, QIII y TIII negativa):

- **"S"** en Dv DI
- **"Q"** en Dv DIII
- **"T" negativa** en Dv DIII

Cabe destacar que el trazo electrocardiográfico más frecuente en esta patología es la taquicardia sinusal.

3. Cardiopatías de mal pronóstico (genéticamente inducidas)

Son aquellos hallazgos electrocardiográficos identificados en pacientes asintomáticos, que permitirán al médico sospechar de una cardiopatía con un pronóstico malo (riesgo de generar arritmias letales como TV o FV).

Síndrome de QT largo

Existe una alteración principalmente en los ventrículos, a nivel de los canales de K^+ y Na^+, provocando un enlentecimiento de la relajación ventricular (prolongación de la repolarización ventricular o prolongación intervalo QT).

Se conocen diferentes fórmulas para conseguir el intervalo **"QT"** corregido. Dentro de ellas tenemos la fórmula de Framingham, la fórmula de Frederica y la que para fines prácticos del manual utilizaremos: la "Fórmula de Bazett". El intervalo **"QT corregido (QTc)"** es resultado de la medición del intervalo **"QT"** real del paciente entre la raíz cuadrada de la distancia entre **"R-R".** A continuación, se presentan diferentes parámetros estándares de acuerdo con esta última fórmula, los cuales orientan para sospechar de un **"QT" alargado.**

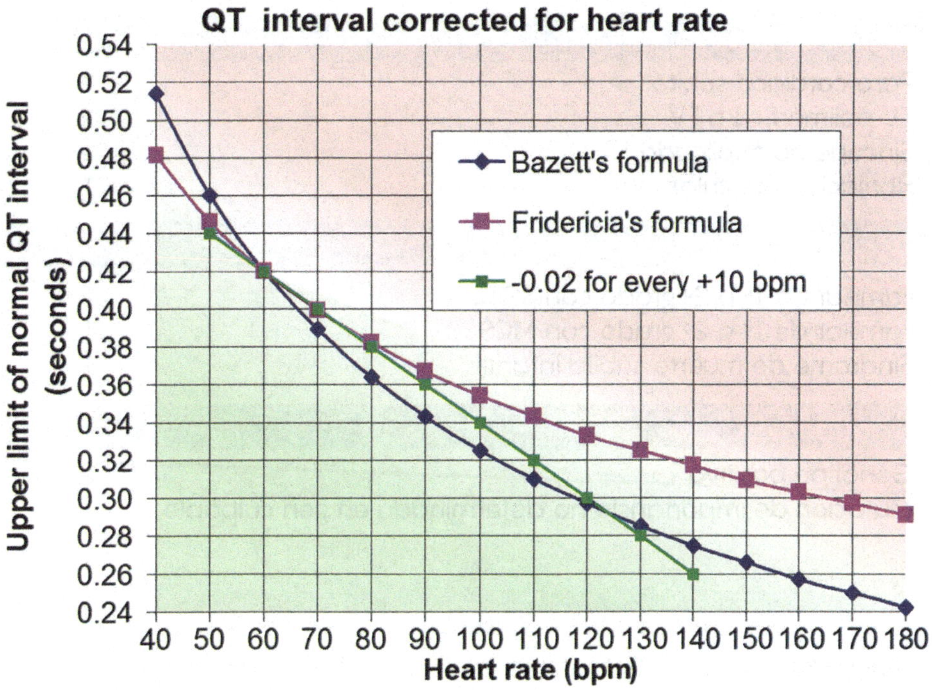

Figura 77. Gráfica que representa el intervalo QT corregido para la frecuencia cardíaca de los pacientes de acuerdo con las diferentes fórmulas (Frederica y Bazett). "Se toma en cuenta en plano horizontal el latido cardíaco por minuto (lpm) y en plano vertical el límite superior del intervalo QT normal (en segundos)." (Creative Commons, 2022; consultar la referencia completa en el apartado correspondiente a partir de la página 95).

Síndrome de QT corto

Canalopatía poco estudiada, en donde se entiende que existe un acortamiento del intervalo QT. Esto quiere decir que dura menos la "actividad ventricular" (tanto la despolarización como la repolarización ventricular) con el riesgo que conlleva de generar arritmias letales y directamente ventriculares.

Sistema de puntaje (score) para el diagnóstico del SQTC propuesto por Gollob. Se considera de alta probabilidad≥4 puntos; probabilidad intermedia: 3 puntos; baja probabilidad≤2 puntos.

	Puntaje
QTc en milisegundos	
<370	1
<350	2
<330	3
Intervalo punto J-pico de T	
<120	1
Historia clínica	
Paro cardíaco súbito	2
TV polimórfica o FV	2
Síncope no explicado	1
Fibrilación auricular	1
Historia familiar	
Familiar de 1° o 2° grado con SQTC	2
Familiar de 1° o 2° grado con MCS	1
Síndrome de muerte súbita infantil	1
Genotipo	
Genotipo positivo	2
Mutación de importancia no determinada en gen culpable	1

Figura 78. Referencia: Gollob, M. H., Redpath, C. J., & Roberts, J. D. (2011). The short QT syndrome: proposed diagnostic criteria. Journal of the American College of Cardiology, 57(7), 802-812.

Síndrome de Brugada

Es un síndrome caracterizado por una alteración en los estímulos eléctricos que afectan principalmente al ventrículo derecho. Tiene mayor prevalencia en el continente asiático, así como mayormente en hombres que en mujeres.

La base de la alteración radica en una inactivación en los canales de Na^+ que no permiten el proceso de potencial de acción adecuadamente; a su vez, hay una activación persistente de unos canales de K^+ que permiten una corriente especial llamada "corriente ito", pudiendo provocar finalmente una arritmia maligna que puede concluir en una muerte súbita.

Este síndrome se caracteriza electrocardiográficamente por una elevación persistente del segmento ST de ≥2 mm principalmente en Dvs derechas (Dvs: V1 a V3).

Para establecer el diagnóstico se han usado algunos fármacos que actúan en los canales de Na+ y que funcionan como antiarrítmicos (ejemplo: ajmalina) procedimiento realizado por especialistas.

PATRÓN 1 "Patrón en Bóveda"

- Se considera el patrón más peligroso, ya que tiene más riesgo de evolucionar a arritmias mortales.

- Se considera cuando **existe elevación del ST ≥2 mm seguida de una curva descendente cóncava o rectilínea, seguida de una T negativa** simétrica en ≥2 Dvs precordiales derechas (principalmente en Dv V2).

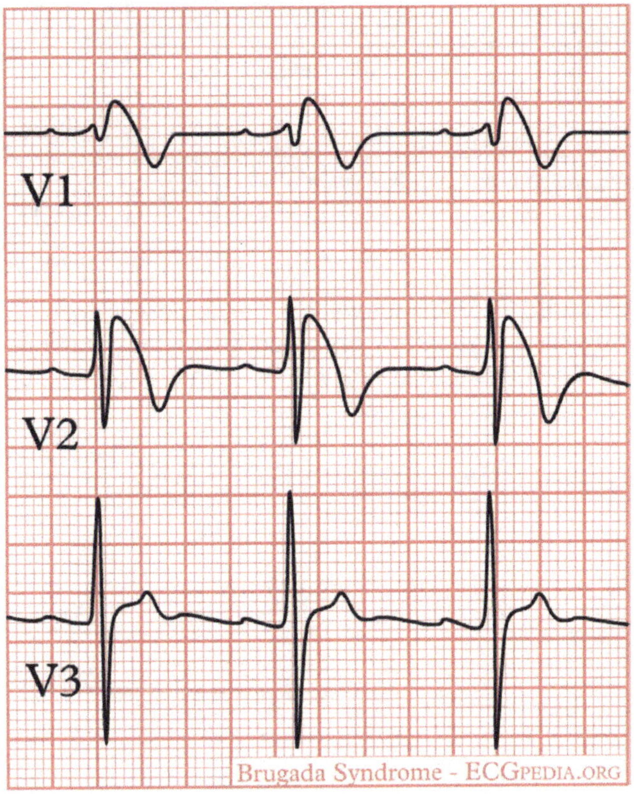

Figura 79. Se observa el típico hallazgo ECG "patrón 1 en bóveda" en las Dvs V1 y V2. (Creative Commons, 2022; consultar la referencia completa en el apartado correspondiente a partir de la página 95).

PATRÓN 2 "Patrón en Silla de montar"

- Elevación del ST ≥2 mm con descenso posterior, manteniéndose por encima de 1 mm, seguida de una onda T positiva en Dvs precordiales.

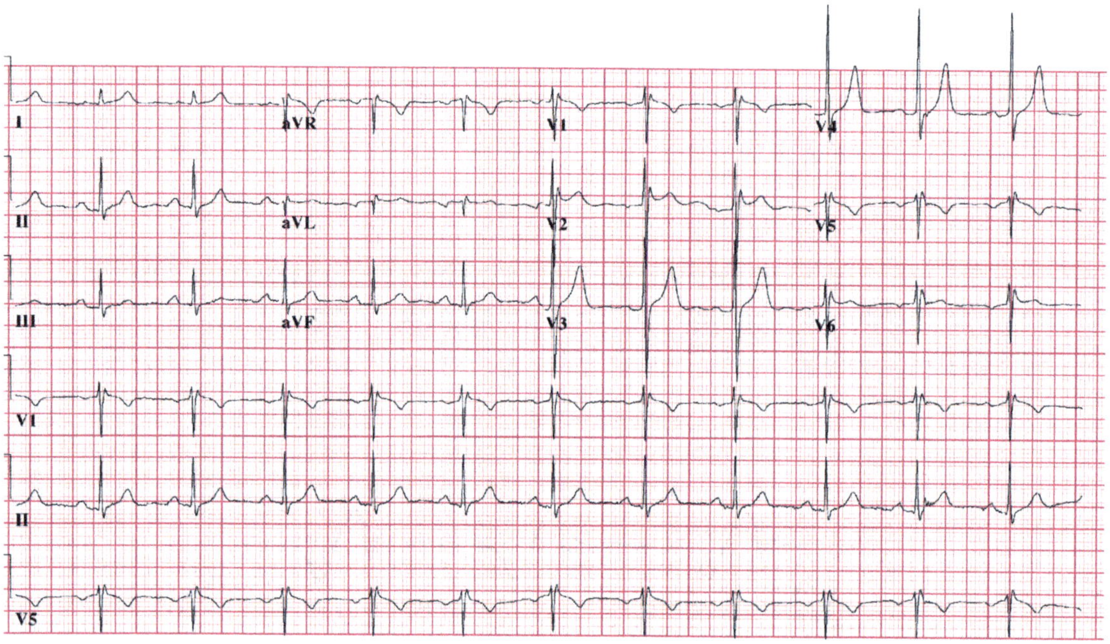

Figura 80. Se observa un ECG con características concordantes con el patrón 2 del síndrome de Brugada "Patrón en silla de montar", observándose principalmente en Dv V2. (Creative Commons, 2022; consultar la referencia completa en el apartado correspondiente a partir de la página 95).

PATRÓN 3

- Igual al tipo 2, pero la elevación del ST es <1 mm.

4. Patrones ECG de mal pronóstico (NO genéticamente inducidos)

Son un conjunto de patologías que se pueden identificar por medio de un estudio electrocardiográfico y que al igual que los patrones genéticamente inducidos pueden desencadenar arritmias letales. La diferencia es que estos patrones son "adquiridos".

Enfermedad del nodo sinusal / disfunción sinusal severa / enfermedad del seno

Conjunto de patologías representadas electrocardiográficamente. Son alteraciones asociadas con trastornos degenerativos de la conducción AV, que pueden aparecer de forma aislada o conjunta en el mismo paciente, que van repercutiendo en el estado de salud del paciente de manera progresiva, y que son frecuentes en ancianos y en niños con cardiopatía congénita y con la administración de ciertos fármacos e incluyen:

- Bradicardia sintomática
- Pausa sinusal
- Bloqueo Sinoauricular
- Taquicardias paroxísticas (TSV, FA, FLT) alternadas con bradicardias y/o asistolias

Patrón de crecimiento Ventricular de mal pronóstico

Se considera factor de mal pronóstico para los pacientes que además tengan:

- Morfología de la repolarización tipo "STRAIN" (se sale de los objetivos del manual)
- Presencia de FA o CVP

Hipotermia

Estado del organismo en el cual se considera una temperatura <35 °C

A los 18 °C el cerebro puede tolerar periodos de parada cardíaca un tiempo 10 veces superior que a 37 °C. Por otro lado, el consumo de oxígeno disminuye un 6 % por cada 1 °C de caída de la temperatura corporal central (TCC) afectando al sistema nervioso central (SNC), cerebro y médula espinal. (Avellanas *et al.*, 2012)

Tipo de hipotermia	Grados Celsius
Leve	35-32 °C
Moderada	32-30 °C
Grave	< 30 °C

Figura 81. Clasificación de la hipotermia de acuerdo a su temperatura en grados Celsius. (Adaptada de Avellanas *et al.*, 2012).

Según Avellanas *et al.*, 2012, los factores de mal pronóstico son:

- Víctimas traumáticas (quemados, pacientes con traumatismo craneoencefálico o con lesión medular) tienen 50 % de riesgo de mortalidad.
- Los pacientes muy jóvenes o ancianos.
- Mecanismos termorreguladores escasos /defectuosos.

Frecuentemente origina trazos electrocardiográficos conocidos, tales como bradicardia sinusal, fibrilación auricular y ritmos de escape.
Dentro de los cambios electrocardiográficos que puedes observar y considerar que la hipotermia produce es que alarga todos los intervalos del ciclo cardíaco con formación de muesca al final del QRS (onda J o de Osborne).
Probablemente se deberá a alteraciones en las corrientes de Ca^{+2} y de Na^{+2} por disminución de la temperatura.

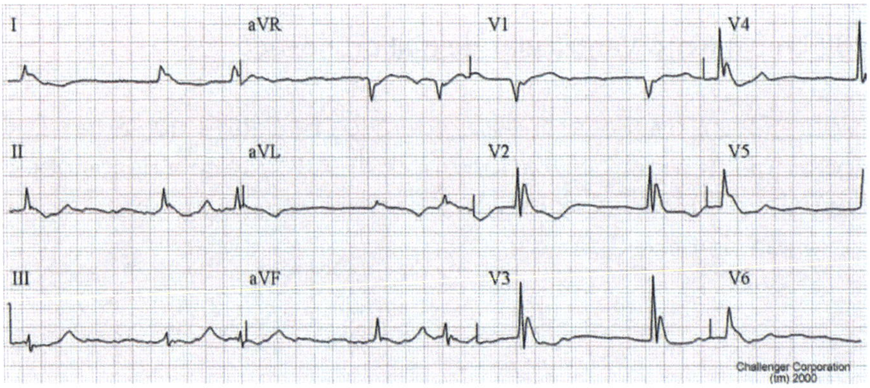

Figura 82. Se observa un ejemplo de un ECG con una **"onda de Osborne"**, también llamada **"onda J"** en un paciente hipotérmico, véase principalmente Dv V5 y V6 en este caso. (Creative Commons, 2022; consultar la referencia completa en el apartado correspondiente a partir de la página 95).

Se dice que la víctima pierde la capacidad de temblar por sí misma (mecanismo para generar calor) cuando la temperatura es ≤32 °C y es cuando es propensa a las arritmias letales como FV, TV y asistolia (Avellanas *et al.*, 2012).

Alteraciones en el potasio: HIPERKALEMIA (HiperK+)

El potasio (K^+) tiene importantes y diversas funciones en el organismo. Dentro del funcionamiento del corazón, el K^+ se encarga en gran parte de que se dé una adecuada repolarización celular. Sus niveles normales séricos son de 3.0 a 5.5 mmol/L y una alteración en sus niveles (hiperkalemia o hipokalemia) generará alteraciones en la conducción eléctrica provocando riesgo de arritmias letales dependiendo sus niveles; razón por la cual la hiperkalemia se clasifica como Leve (5.5-6.5 mmol/L), Moderada (6.5-8.0 mmol/L) y Grave (>8.0 mmol/L) (Ruiz-Mejía *et al*, 2017). Se han encontrado diferentes hallazgos electrocardiográficos dependiendo los niveles de hiperkalemia, se los dejamos a continuación.

Niveles Séricos de Potasio	Hallazgos electrocardiográficos en la HiperK$^+$
5.6 - 6.5 mEq/L	**Onda T alta y picuda**
6.5 - 7.5 mEq/L	**Pérdida de la onda P**
7 - 8 mEq/ L	**Ensanchamiento del QRS**
> 8 mEq/L	**Arritmias ventriculares / asistolia**

Figura 83. Clasificación de la hiperkalemia de acuerdo a sus niveles séricos. Imagen adaptada de Ruiz-Mejía *et al.*, 2017

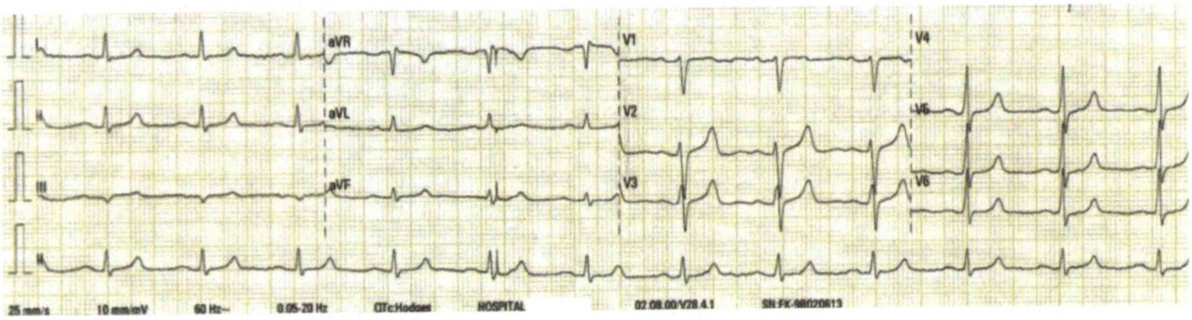

Figura 84. ECG original de masculino de 53 años con antecedente de lesión renal de 4 meses de diagnóstico, aún en estudio. Acude a urgencias por referir astenia y adinamia de 3 días de evolución. Se aborda en urgencias y se toman electrolitos séricos observando de manera relevante un nivel sérico de K^+ de 6.8 mmol/L. Se decide tomar ECG observando hallazgos compatibles con hiperK^+. (Castañeda López Jorge 2020).

HIPOKALEMIA (Hipo K+)

La hipokalemia se define como una concentración sérica <3.5 mEq/L y se clasifica de la siguiente manera:

- Leve: 3.0-3.5 mEq/L
- Moderado: 2.5-3.0 mEq/L
- Severa: <2.5 mEq/L

Niveles Séricos de Potasio	Hallazgos electrocardiográficos en la HipoK^+
<3 mEq/L	• Inicio de aplanamiento de las ondas T • Aparición de ondas U
<2 mEq/L	• Ondas P picudas • Depresión gradual del segmento ST • Ondas U superan en altura a las ondas T
<1 mEq/ L	• Ondas U gigantes (fusión con ondas T) • Riesgo de arritmias ventriculares

Figura 85. Clasificación de hipokalemia de acuerdo a sus niveles séricos. Imagen adaptada de Vera Carrasco, 2017

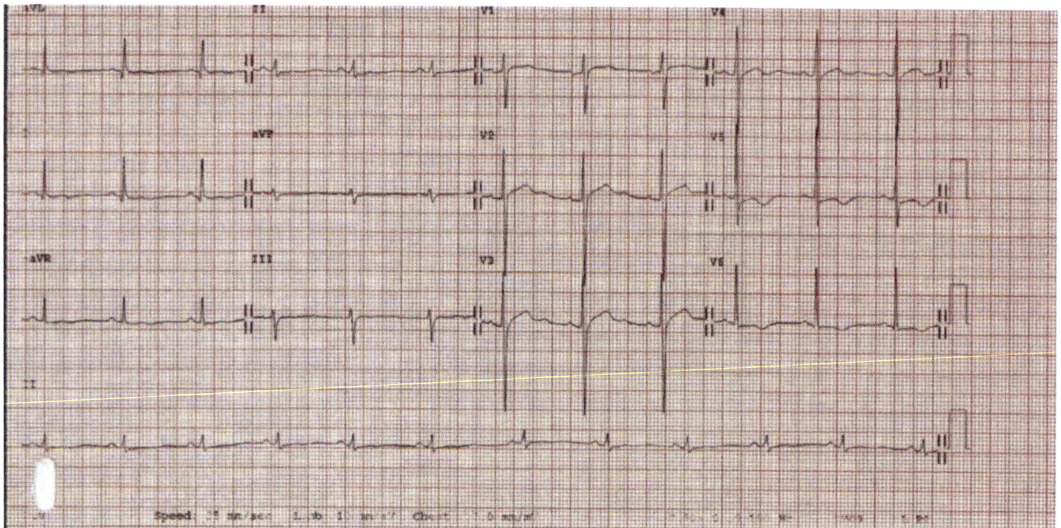

Figura 86. ECG original de femenino de 42 años con antecedente evacuaciones con características diarreicas en estos últimos 5 días, sin tratamiento. Acude a urgencias acompañado de familiar por referir debilidad y alteración del estado de conciencia. Se aborda en urgencias y se toman electrolitos séricos observando de manera relevante un nivel sérico de K^+ de 2.5 mmol/L. Se decide tomar ECG observando hallazgos compatibles con hipoK^+. (Castañeda López Jorge 2020).

HIPERCALCEMIA (HIPER $Ca^{\pm}$)

Se considera cuando los niveles séricos de calcio están >12 mEq/L. Produce acortamiento de la fase 2 del potencial de acción (acorta el QT). **Las arritmias por hipercalcemia no son comunes.**

HIPOCALCEMIA (HIPO $Ca^{\pm}$)

Se considera cuando los niveles séricos de calcio están <7 mEq/L. Produce alargamiento de la fase 2 del potencial de acción (prolonga el QT). Las arritmias por hipocalcemia no son comunes.

Síndrome del Q-T largo adquirido

Se consideran los mismos principios en cuanto a fórmula de Bazett; explicándose únicamente las causas adquiridas de la misma.

Causas:

- Hipo Mg^{+}
- Hipo Ca^{+}
- Antibióticos (macrólidos, fluoroquinolonas)
- Antidepresivos (tricíclicos)
- Antiarrítmicos (quinidínicos)
- Entre otros medicamentos

Caso clínico 15

Masculino de 71 años con diagnóstico de postquirúrgico de amputación supracondílea izquierda de 9 días evolución + Sepsis + Neuropatía diabética (pie diabético Wagner IV) + enfermedad renal crónica agudizada (KDIGO V)+ encefalopatía urémica + hipertensión arterial. Hemodinámicamente estable y con los siguientes laboratoriales:

- BH: hemoglobina 6.2, Htco 18.9, leucocitos 11.8, neutrofilos 10.6, plaquetas 225
- Electrolitos séricos: Na^+ 140.6, K+ 2.5, Cl- 110.3
- Química sanguínea: glucosa 79.3, urea 73.19, creatinina 2.07, BUN 34.2

¿Qué hallazgos esperas encontrar en el siguiente electrocardiograma relacionado con el paciente?

A) Aplanamiento de ondas T, de acuerdo con la evolución de la hipokalemia
B) Elevación del Segmento PR, de acuerdo con la evolución de la hiperkalemia
C) Acortamiento de la onda P, de acuerdo con la evolución de la hipernatremia
D) Aplanamiento del complejo QRS, de acuerdo con el ascenso de la temperatura

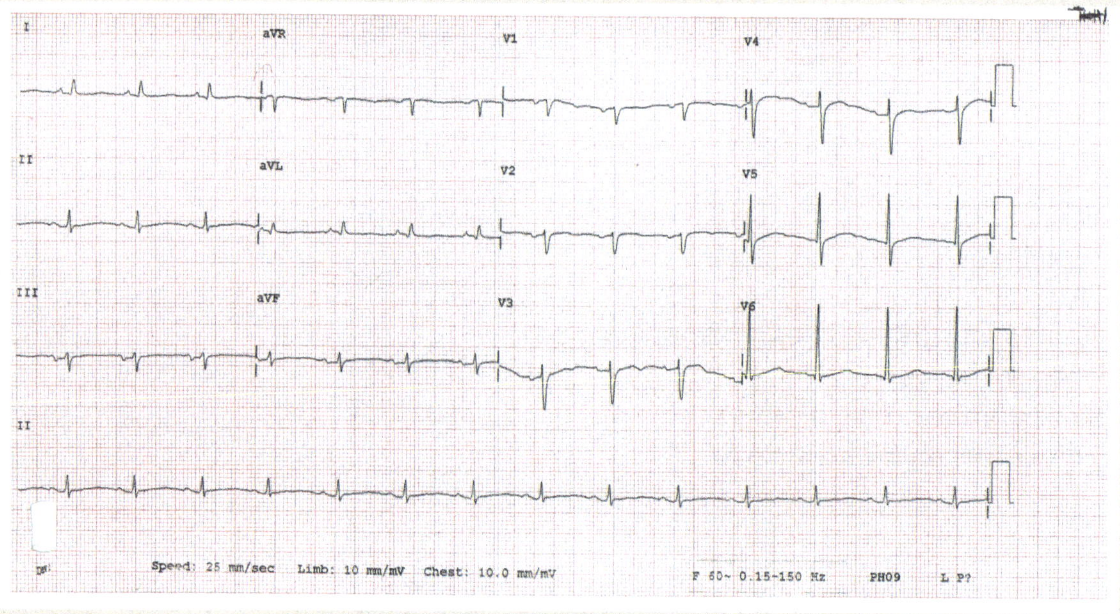

Figura 87. ECG original utilizado para caso clínico 15.
(Castañeda López Jorge 2020).

12. Atletas y el ECG

Estos cambios electrocardiográficos pueden desaparecer al disminuir el ejercicio. Normalmente se presentan en REPOSO.

- Bradicardia Sinusal
- Bloqueo AV 1er. grado (o durante reposo: segundo grado- Mobitz2)
- rSr´ en V1
- "R" en precordiales izquierdas
- Repolarización precoz benigna
- Extrasístoles aisladas

Se podría considerar derivar a un experto cuando el paciente deportista presente:

- BRIHH
- HVI con Strain
- Onda T negativa en >2 Dvs contiguas
- Onda Q de necrosis
- Arritmias
- Onda P anormal

Caso clínico 16

Masculino de 78 años con los siguientes diagnósticos: EVC isquémico de 2 días de evolución + HAS en tratamiento con losartán (se desconoce el tiempo de evolución) + IAM (hace 4 años) + EPOC (20 cigarros/día por 60 años consecutivos). Se decide tomar laboratoriales reportando:

- Electrolitos séricos: Na^+ 139.70, K^+ 4.12, Cl^- 105.5
- Química sanguínea: lucosa 98, urea 75.69, BUN 35.31, ácido úrico 10.30

<u>¿Qué alteraciones electrocardiográficas puedes encontrar?</u>

A) Se sospecha de alteraciones hidroelectrolíticas. Se sugiere corroborar laboratoriales
B) Se sospecha de infarto previo crónico + extrasístoles supraventriculares
C) Se sospecha de extrasístoles ventriculares + probable IAM inferior + hemibloqueo superoanterior. Se deben considerar enzimas cardíacas
D) Ninguna

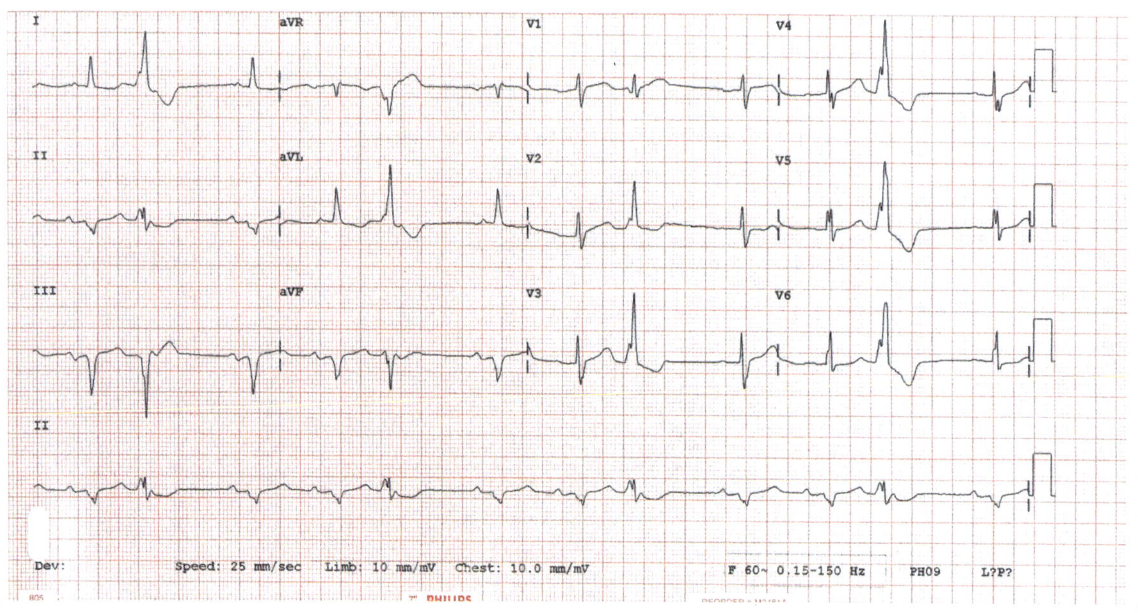

Figura 88. ECG original utilizado para caso clínico 16. (Castañeda López Jorge 2020).

Caso clínico 17

Masculino de 27 años que acude a urgencias por referir "dolor precordial" con irradiación a mandíbula y a brazo izquierdo. Como antecedentes importantes, el paciente se dedica a supervisar una compañía telefónica, así que ha estado sometido a mucho estrés en las últimas dos semanas y tabaquismo positivo (10 cigarros/día por 15 años).

<u>¿Qué hallazgos electrocardiográficos puedes encontrar?</u>

A) Probable elevación del ST en Dvs: AVL y DI, así como datos de isquemia en cara inferior
B) Probable elevación del ST en derivaciones laterales, así como datos de isquemia global
C) Ritmo sinusal. Se sospecha de una crisis de ansiedad
D) Datos de isquemia en derivaciones derechas

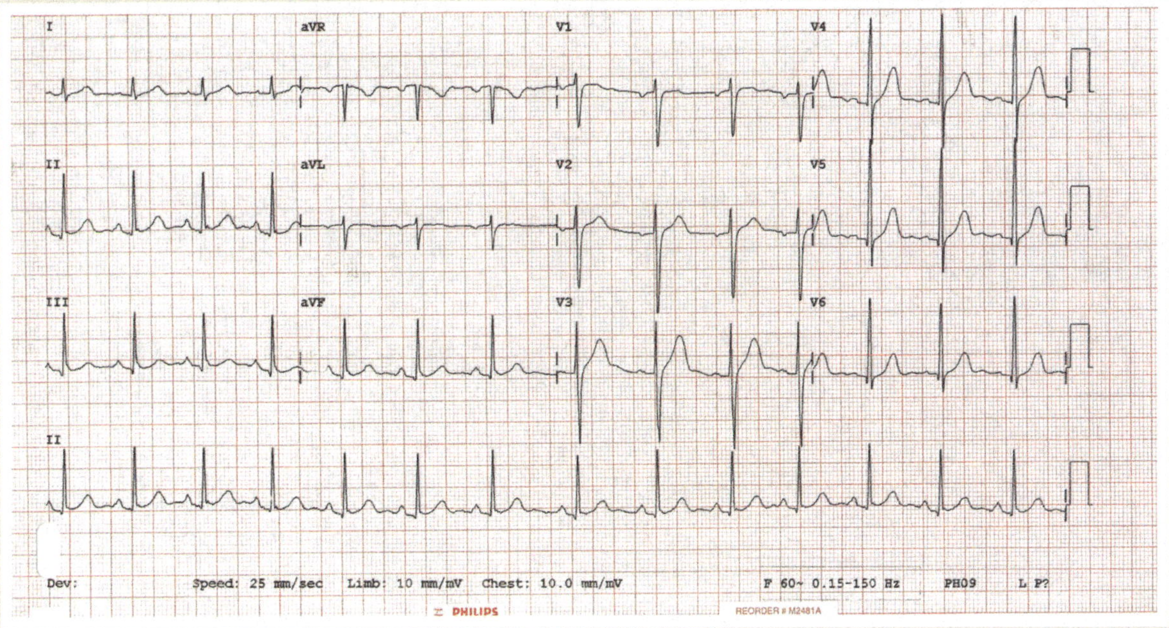

Figura 89. ECG original utilizado para caso clínico 17. (Castañeda López Jorge 2020).

Caso clínico 18

Masculino de 34 años en situación de calle con toxicomanías positivas para tabaquismo, alcoholismo, cocaína y cristal (metanfetaminas). Acude a urgencias refiriendo un "fuerte dolor en el pecho". Se decide abordar con secuencia ABC (signos vitales estables) y tomar un electrocardiograma. Teniendo en cuenta los antecedentes del paciente y la clínica actual,

¿Qué diagnóstico podemos establecer?

A) IAM septal
B) IAM con elevación del ST en cara inferior (DII, DIII y AVF)
C) IAM sin elevación del ST
D) Angina crónica estable

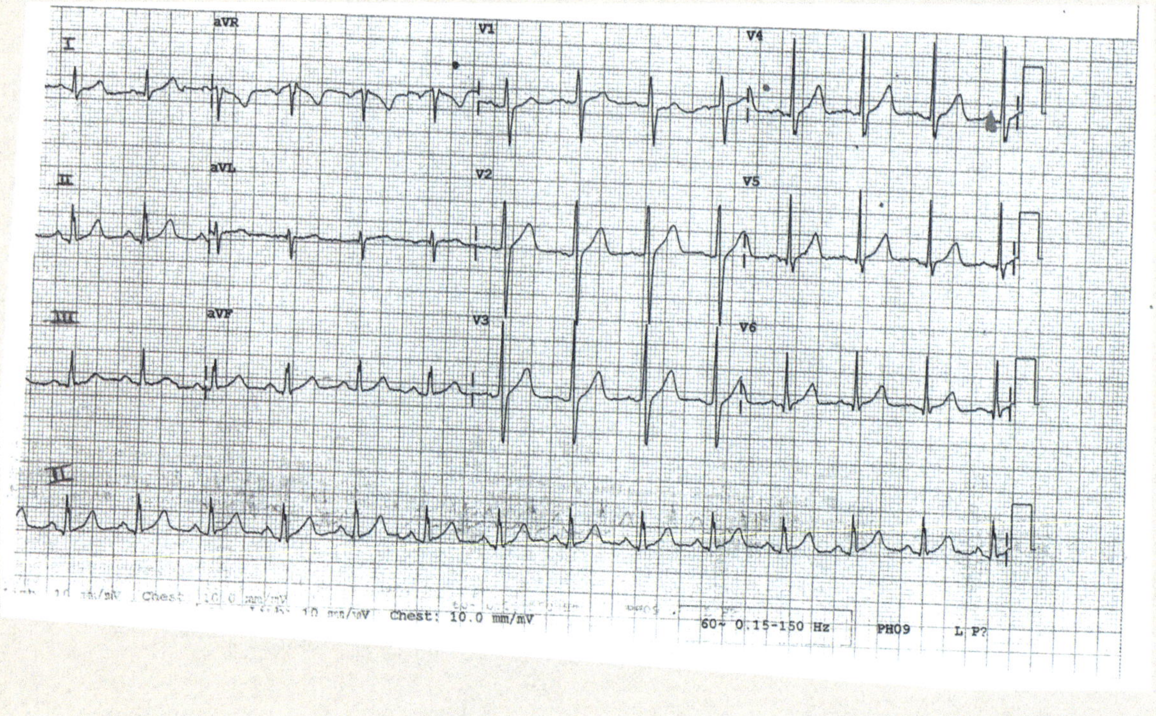

Figura 90. ECG original utilizado para caso clínico 18. (Castañeda López Jorge 2020).

Respuestas casos clínicos

Caso 1-B	Caso 10-B
Caso 2-C	Caso 11-D
Caso 3-C	Caso 12-D
Caso 4-C	Caso 13-C
Caso 5-A	Caso 14-D
Caso 6-A	Caso 15-A
Caso 7-C	Caso 16-C
Caso 8-A	Caso 17-C
Caso 9-D	Caso 18-B

13. Glosario y Referencias

1. AQRS. Eje eléctrico ventricular
2. AV - Auriculoventricular
3. BH- Biometría Hemática
4. BRD o BRDHH - Bloqueo de Rama Derecha o Bloqueo de Rama Derecha del Haz de His
5. BRI o BRIHH - Bloqueo de rama izquierda o Bloqueo de Rama Izquierda del Haz de His
6. BUN (por sus siglas en Inglés) - Nitrógeno Ureico en Sangre
7. CAP - Complejo Auricular Prematuro
8. Ca^{+2} – Calcio
9. CC - Creative Commons
10. Cl^{-} - Cloro
11. Cir - Circuito
12. CVP - Complejo Ventricular Prematuro
13. DAS - División Superoanterior
14. DIP - División Inferoposterior
15. Dv/ Dvs – Derivación/ Derivaciones
16. DX - Diagnóstico
17. ECG - Electrocardiograma
18. EID - Espacio Intercostal Derecho
19. EII - Espacio Intercostal Izquierdo
20. Eje e- - Eje eléctrico
21. EUA - Estados Unidos de América
22. FA - Fibrilación Auricular
23. FLT - Flutter Auricular
24. FV - Fibrilación Ventricular
25. HAS - Hipertensión Arterial Sistémica

26. HIP - Hemibloqueo Inferoposterior
27. HiperK+ - Hipercalemia o Hiperkalemia
28. Hipok+ - Hipocalemia o hipokalemia
29. HVD - Hipertrofia Ventricular Derecha
30. HVI - Hipertrofia Ventricular Izquierda
31. HSA - Hemibloqueo Superoanterior
32. IAM - Infarto Agudo al Miocardio
33. IMEST - Infarto al Miocardio con Elevación del segmento ST
34. IMSEST - Infarto al Miocardio Sin Elevación del segmento ST
35. K^{+2} o K^{+} - Potasio
36. Lpm/ lpm - Latidos por minuto
37. Na^{+2} o Na^{+} - Sodio
38. Nodo AV - Nodo Auriculoventricular
39. PF - Plano Frontal/ plano vertical
40. PH - Plano Horizontal
41. QRS - Complejo de despolarización ventricular representado por las ondas "Q", "R" y "S"
42. RDHH - Rama Derecha del Haz de His
43. Referencia CC - Referencia de Creative Commons
44. RIHH - Rama Izquierda del Haz de His
45. RIVA - Ritmo Idioventricular Acelerado
46. SEC - Sistema Especializado de Conducción
47. SICA - Síndrome Isquémico Coronario Agudo
48. SNC - Sistema Nervioso Central
49. TCC - Temperatura Corporal Central
50. TEP - Tromboembolia Pulmonar
51. TRU- E - Taquicardia Reentrante de la Unión Exclusiva
52. TRU-VA - Taquicardia Reentrante de la Unión por Vía Anómala
53. TS - Taquicardia Sinusal
54. TSV - Taquicardia Supraventricular
55. TV - Taquicardia Ventricular
56. TVM - Taquicardia Ventricular Monomórfica
57. TVP - Taquicardia Ventricular Polimórfica

1. Avellanas, M. L., Ricart, A., Botella, J., Mengelle, F., Soteras, I., Veres, T. y Vidal, M. (2012). Manejo de la hipotermia accidental severa. Medicina intensiva, 36(3), 200 212.
2. Bayés de Luna, A., (2014). Manual de electrocardiografía básica. Barcelona, España: Caduceo Multimedia.
3. Di Marco, A., Rodríguez, M., Cinca, J., Bayes-Genis, A., Ortiz-Pérez, J. T., Ariza-Solé, A., ... y Anguera, I. (2020). New electrocardiographic algorithm for the diagnosis of acute myocardial infarction in patients with left bundle branch block. Journal of the American Heart Association, 9(14), e015573.
4. Dubin, D. (2007). Interpretación de ECG. COVER Publishing Co, 12290, 97-111.
5. Grupo de Trabajo de la Sociedad Española de Cardiología (2019). Consenso ESC 2018 sobre la cuarta definición universal del infarto de miocardio. Rev. esp. cardiol (Ed. impr.), 72(1), e1-e27.
6. Jordán-Ríos, A., Magaña-Bailón, E., Martínez-Aguilar, M., Maury-Ordaz, S., Juárez-Orozco,
7. L. E., Jiménez-Niño, A., ... y Alexánderson-Rosas, E. (2014). Anomalía de Ebstein. Revista mexicana de cardiología, 25(2), 82-85.
8. Sinz, E. y Soderberg, E. S. (Eds.). (2012). ECG & pharmacology student workbook. American Heart Association.
9. Vélez Rodríguez, D. (2017). ECG. Classic. (3rd ed.). México: Marban Libros. Villamil-Munévar, A., Alvarado, J. y Olaya-Sánchez, A. (2016). Onda J, predictor de muerte súbita. Revista Colombiana de Cardiología, 23(3), 168-171.
10. Zavala-Villeda, D. J. A. (2017). El electrocardiograma en los crecimientos auriculares y ventriculares. Revista Mexicana de Anestesiología, 40, S214-S215. Recuperado de https://www.medigraphic.com/pdfs/rma/cma-2017/cmas-171bk.pdf

Aquellas figuras que cuentan con su referencia en el pie de foto, tienen una **licencia de Creative Commons (CC).**
A continuación, se enlistan las referencias de las figuras utilizadas de Creative Commons:

- FIGURA 14 CALIBRACIÓN DE ECG PÁGINA 20
  Diagram of an electrocardiogram Traced by User:Stannered, Public domain, via Wikimedia Commons
  https://commons.wikimedia.org/wiki/File:ECG_Paper.svg#/media/File:ECG_Paper_v2.svg
  https://upload.wikimedia.org/wikipedia/commons/8/86/ECG_Paper.svg
- FIGURA 16 PATRÓN DE REPOLARIZACIÓN PRECOZ PÁGINA 23
  James Heilman, MD, CC BY-SA 3.0 <https://creativecommons.org/licenses/by-sa/3.0>, via Wikimedia Commons
  https://commons.wikimedia.org/wiki/File:Benign_early_repolorization.jpg
- FIGURA 21 HIPERTROFIA VENTRICULAR IZQUIERDA PAGINA 30
  Andrewmeyerson, CC BY-SA 3.0 <https://creativecommons.org/licenses/by-sa/3.0>, via Wikimedia Commons
  https://commons.wikimedia.org/wiki/File:Left_Ventricular_Hypertrophy_Unlabeled.jpg
- FIGURA 27 BLOQUEO COMPLETO DE RAMA DERECHA PAGINA 35
  James Heilman, MD, CC BY-SA 3.0 <https://creativecommons.org/licenses/by-sa/3.0>, via Wikimedia Commons
  https://commons.wikimedia.org/wiki/File:Cardiogram_indicating_right_bundle_branch_block_with_tachycardia.jpg
- FIGURA 31 BLOQUEO COMPLETO DE RAMA DERECHA E IZQUIERDA PAGINA 38
  CardioNetworks: Giniger, CC BY-SA 3.0 <https://creativecommons.org/licenses/by-sa/3.0>, via Wikimedia Commons
  https://commons.wikimedia.org/wiki/File:2_1_LBBB_RBBB_(CardioNetworks_ECGpedia).jpg
- FIGURA 36 FISIOLOGÍA PATOLÓGICA EN LOS SÍNDROMES DE REENTRADA PÁGINA 43
  CardioNetworks: Googletrans, CC BY-SA 3.0 <https://creativecommons.org/licenses/by-sa/3.0>, via Wikimedia Commons
  https://upload.wikimedia.org/wikipedia/commons/6/60/De-WPW_%28CardioNetworks_ECGpedia%29.png
- FIGURA 38 SÍNDROME DE WOLFF PARKINSON WHITE PAGINA 44
  James Heilman, MD, CC BY-SA 3.0 <https://creativecommons.org/licenses/by-sa/3.0>, via Wikimedia Commons
  https://commons.wikimedia.org/wiki/File:WPW2012.jpg

- FIGURA 44 SÍNDROME CORONARIO AGUDO CON IMSEST EN PARED INFERIOR PÁGINA 51
  Jer5150, CC BY-SA 3.0 <https://creativecommons.org/licenses/by-sa/3.0>, via Wikimedia Commons
  https://commons.wikimedia.org/wiki/File:V-paced_with_acute_IWMI.png
- FIGURA 48 COMPLEJO VENTRICULAR PREMATURO PÁGINA 54
  Michael Rosengarten BEng, MD.McGill, CC BY-SA 3.0 <https://creativecommons.org/licenses/by-sa/3.0>, via Wikimedia Commons
  https://commons.wikimedia.org/wiki/File:E197_(CardioNetworks_ECGpedia).jpg
- FIGURA 49 COMPLEJO AURICULAR PREMATURO PÁGINA 55
  Chikumaya, Public domain,
  <https://commons.wikimedia.org/wiki/File:PAC.png>, via Wikimedia Commons
- FIGURA 54 BLOQUEO AV PRIMER GRADO, PÁGINA 59
  Andrewmeyerson, CC BY-SA 3.0 <https://creativecommons.org/licenses/by-sa/3.0>, via Wikimedia Commons
  https://commons.wikimedia.org/wiki/File:First_Degree_AV_Block_ECG_Unlabeled.jpg
- FIGURA 55 BLOQUEO AV SEGUNDO GRADO TIPO MOBITZ 1, PÁGINA 59
  Npatchett, CC BY-SA 4.0 <https://creativecommons.org/licenses/by-sa/4.0>, via Wikimedia Commons
  https://commons.wikimedia.org/wiki/File:Second_degree_heart_block.png
- FIGURA 56 BLOQUEO AV COMPLETO, PÁGINA 60
  Jer5150, CC BY-SA 3.0 <https://creativecommons.org/licenses/by-sa/3.0>, via Wikimedia Commons
  https://commons.wikimedia.org/wiki/File:Complete_A-V_block_with_resulting_junctional_escape.png
- FIGURA 58 FIBRILACIÓN AURICULAR, PÁGINA 63
  CardioNetworks: [ ], CC BY-SA 3.0 <https://creativecommons.org/licenses/by-sa/3.0>, via Wikimedia Commons
  https://commons.wikimedia.org/wiki/File:Afib_ecg_(CardioNetworks_ECGpedia).jpg
- FIGURA 59 TAQUICARDIA ECTÓPICA DE LA UNIÓN, PÁGINA 63
  Santiago O. Valdés *et al.*, CC BY-SA 4.0 <https://creativecommons.org/licenses/by-sa/4.0>, via Wikimedia Commons
  https://commons.wikimedia.org/wiki/File:PMC6092634_Valdes_2018_JET_ECG.jpg
- FIGURA 61 TAQUICARDIA SUPRAVENTRICULAR PAROXÍSTICA, PÁGINA 64
  James Heilman, MD, CC BY-SA 3.0 <https://creativecommons.org/licenses/by-sa/3.0>, via Wikimedia Commons
  https://commons.wikimedia.org/wiki/File:PSVT.gif

- FIGURA 63 TAQUICARDIA VENTRICULAR MONOMÓRFICA, PÁGINA 66
Glenlarson, Public domain, via Wikimedia Commons
https://commons.wikimedia.org/wiki/File:12_lead_generated_
ventricular_tachycardia.JPG
- FIGURA 64 RITMO IDIOVENTRICULAR ACELERADO, PÁGINA 66
Jer5150, CC BY-SA 3.0 <https://creativecommons.org/licenses/by-sa/3.0>, via Wikimedia Commons
https://commons.wikimedia.org/wiki/File:AIVR_from_the_LV.png
- FIGURA 65 FIBRILACIÓN VENTRICULAR GRUESA, PÁGINA 67
Jer5150, CC BY-SA 3.0 <https://creativecommons.org/licenses/by-sa/3.0>, via Wikimedia Commons
https://commons.wikimedia.org/wiki/File:Ventricular_fibrillation.png
- FIGURA 66 FIBRILACIÓN VENTRICULAR FINA, PÁGINA 67
Ben Smith https://www.ultrasoundoftheweek.com, CC BY-SA 4.0 <https://creativecommons.org/licenses/by-sa/4.0>, via Wikimedia Commons
https://commons.wikimedia.org/wiki/File:UOTW_37_-_Ultrasound_of_
the_Week_2.jpg
- FIGURA 68 SÍNDROME CORONARIO AGUDO CON FIBRILACIÓN VENTRICULAR, PÁGINA 69
CardioNetworks: Googletrans, CC BY-SA 3.0 <https://creativecommons.org/licenses/by-sa/3.0>, via Wikimedia Commons
https://commons.wikimedia.org/wiki/File:De-ECG_SR_to_VF_in_INF_
MI_(CardioNetworks_ECGpedia).jpg
- FIGURA 69 Taquicardia ventricular monomórfica, página 70
James Heilman, MD, CC BY-SA 3.0 <https://creativecommons.org/licenses/by-sa/3.0>, via Wikimedia Commons
https://commons.wikimedia.org/wiki/File:VT12lead.jpg
- FIGURA 70 BLOQUEO AV SEGUNDO GRADO MOBITZ I, PÁGINA 71
Jer5150, CC BY-SA 3.0 <https://creativecommons.org/licenses/by-sa/3.0>, via Wikimedia Commons
https://commons.wikimedia.org/wiki/File:Type_I_A-V_block_5-to-4_
Wenckebach_periods.png
- FIGURA 71 TAQUICARDIA VENTRICULAR POLIMÓRFICA TIPO TORSADE DE POINTES, PÁGINA 72
CardioNetworks: [ ], CC BY-SA 3.0 <https://creativecommons.org/licenses/by-sa/3.0>, via Wikimedia Commons
https://commons.wikimedia.org/wiki/File:12leadTorsade_
(CardioNetworks_ECGpedia).jpg
- FIGURA 72 TAQUICARDIA SUPRAVENTRICULAR, PÁGINA 73
Displaced, Public domain, via Wikimedia Commons
https://commons.wikimedia.org/wiki/File:SVT_Lead_II.JPG

- FIGURA 75 FASES DE PERICARDITIS, PÁGINA 75
  CardioNetworks: Googletrans, CC BY-SA 3.0 <https://creativecommons.org/licenses/by-sa/3.0>, via Wikimedia Commons
  https://commons.wikimedia.org/wiki/File:De-Stadia_pericarditis_(CardioNetworks_ECGpedia).png
- FIGURA 76 TROMBOEMBOLIA PULMONAR, PÁGINA 76
  R.W.Koster, CC BY-SA 3.0 <https://creativecommons.org/licenses/by-sa/3.0>, via Wikimedia Commons
  https://commons.wikimedia.org/wiki/File:Pulm_embolism.jpg
- FIGURA 77 INTERVALO QT CORREGIDO, PÁGINA 77
  Mikael Häggström.When using this image in external works, it may be cited as:Häggström, Mikael (2014). "Medical gallery of Mikael Häggström 2014". WikiJournal of Medicine 1 (2). DOI:10.15347/wjm/2014.008. ISSN 2002-4436. Public Domain.orBy Mikael Häggström, used with permission., Public domain, via Wikimedia Commons
  https://commons.wikimedia.org/wiki/File:QT_interval_corrected_for_heart_rate.png
- FIGURA 79 SÍNDROME DE BRUGADA, PATRÓN 1, PÁGINA 79
  ECGPedia, CC BY 3.0 <https://creativecommons.org/licenses/by/3.0>, via Wikimedia Commons
  https://commons.wikimedia.org/wiki/File:BrugadaECGPedia.png
- FIGURA 80 SÍNDROME DE BRUGADA, PATRÓN 2, PÁGINA 80
  CardioNetworks: [ ], CC BY-SA 3.0 <https://creativecommons.org/licenses/by-sa/3.0>, via Wikimedia Commons
  https://commons.wikimedia.org/wiki/File:Brugada_syndrome_type2_example1_(CardioNetworks_ECGpedia).png
- FIGURA 82 HIPOTERMIA, PÁGINA 82
  WikiSysop, CC BY 3.0 <https://creativecommons.org/licenses/by/3.0>, via Wikimedia Commons
  https://commons.wikimedia.org/wiki/File:HypothermiaECG.jpg

Se agradece la colaboración de las siguientes personas:

Figuras (7, 9, 11, 13, 17) creadas por:
Médica Cirujana y Partera - Mariajosé Nuño Mendoza

Figuras (3, 6, 8, 10, 12, 19, 20, 24, 25, 47, 51, 53, 53.1, 53.2, 57, 60, 62) creadas por:
Licenciada en Diseño Gráfico - Diana Verónica Durán García

Figuras (4, 5) creadas por:
Licenciada en Diseño Integral - Frida Hernández Sánchez

Made in United States
Orlando, FL
04 November 2026

90201149R00057